Diabetic Kidney Disease

糖尿病肾脏疾病

原 著 [日] Takashi Wada

　　　 [日] Kengo Furuichi

　　　 [日] Naoki Kashihara

主 审 何慈江

主 译 洪 权 李 平

中国科学技术出版社

·北 京·

图书在版编目（CIP）数据

糖尿病肾脏疾病 / (日) 和田隆志, (日) 久口健吾, (日) 菅直树原著; 洪权, 李平主译. — 北京: 中国科学技术出版社, 2022.6

书名原文: Diabetic Kidney Disease

ISBN 978-7-5046-9584-0

Ⅰ. ①糖… Ⅱ. ①和… ②久… ③菅… ④洪… ⑤李… Ⅲ. ①糖尿病肾病—诊疗 Ⅳ. ① R692

中国版本图书馆 CIP 数据核字 (2022) 第 070890 号

著作权合同登记号: 01-2022-3309

策划编辑	靳　婷　焦健姿	
责任编辑	靳　婷	
文字编辑	张　龙	
装帧设计	佳木水轩	
责任印制	徐　飞	

出　　版	中国科学技术出版社
发　　行	中国科学技术出版社有限公司发行部
地　　址	北京市海淀区中关村南大街 16 号
邮　　编	100081
发行电话	010-62173865
传　　真	010-62179148
网　　址	http://www.cspbooks.com.cn

开　　本	889mm×1194mm　1/16
字　　数	219 千字
印　　张	9.5
版　　次	2022 年 6 月第 1 版
印　　次	2022 年 6 月第 1 次印刷
印　　刷	天津翔远印刷有限公司
书　　号	ISBN 978-7-5046-9584-0 / R·2888
定　　价	148.00 元

译者名单

主　审　何慈江　美国西奈山医院

主　译　洪　权　李　平

译　者　（以姓氏笔画为序）

王思扬　陆军第九五三医院

李　平　解放军总医院第一医学中心

李　琳　河北省人民医院

杨　彦　解放军总医院第五医学中心

谷昭艳　解放军总医院第二医学中心

陈亚巍　联勤保障部队第九八三医院

苗新宇　解放军总医院第二医学中心

洪　权　解放军总医院第一医学中心

高建军　战略支援部队特色医学中心

内容提要

本书引进自 Springer 出版社，由日本肾脏病学专家 Takashi Wada、Kengo Furuichi 和 Naoki Kashihara 共同编写。本书为教科书级别的糖尿病肾脏疾病著作。全书共 13 章，分为临床篇和病理篇，主要阐述了糖尿病肾脏疾病的临床流行病学、与心血管疾病的关系、标志物、血压管理、血糖控制和未来治疗前景、营养和饮食治疗、1 型和 2 型糖尿病患者糖尿病肾病的早期肾脏结构 – 功能的相似性和差异性、糖尿病肾脏疾病的评估、肾脏硬化症和糖尿病肾脏疾病、糖尿病肾病的实验动物模型等内容，同时涵盖了基础及临床常见问题。本书结构合理、图表丰富，可作为糖尿病肾脏疾病亚专科研究生及住院医师案头参考书。

译者前言

　　随着社会经济的发展及生活方式的改变，尤其是老龄人口增多，糖尿病（尤其是 2 型糖尿病）的患病率在全球范围内迅速上升，糖尿病肾脏疾病（DKD）的患病人数也在相应增加，一旦肾脏受累出现持续性大量蛋白尿，则肾脏病变往往不可逆转，最终进入终末期肾衰竭（ESRD），从而进行透析治疗。DKD 已成为全球透析的首位病因，是糖尿病患者重要的致残和致死原因，给社会和经济带来了沉重的负担，因此防治 DKD 已成为当今医学界的一项重要任务，而其前提是对 DKD 有深入认识。故而在广大医患人群中普及糖尿病及糖尿病肾脏疾病的前沿知识是防治 DKD 的有效手段。

　　随着生活环境的变迁和医学科技的发展，糖尿病肾脏疾病患者的临床病理表型和肾脏预后也在变化，为此日本 Takashi Wada 等肾脏病学专家总结并概述了当前国际上（尤其是日本肾脏病学界）对 DKD 临床病理特征的最新信息。书中所述涵盖了丰富的基础及临床前沿研究，从危险因素到生物标志物、从临床证据到病理特征、从发病机制到动物模型、从药物治疗到包括饮食疗法等综合干预措施，条理清晰，便于理解，尤其适合住院医生和临床医生阅读，有助于读者了解和掌握当前 DKD 的研究进展。为此，我们召集了活跃在肾脏病领域和内分泌领域的青年专家，对 *Diabetic Kidney Disease* 进行了翻译，希望能为肾脏病科、内分泌科等一线医务工作者及科研工作者提供帮助。

　　尽管我们竭尽全力忠于原著内容的科学性和可读性，但由于中外术语规范及语言表述习惯有所不同，中文版中可能存在一些疏漏之处，希望广大读者批评指正。

解放军总医院第一医学中心　洪权　李平

原书前言

糖尿病肾脏疾病是需要进行肾脏替代治疗的终末期肾病的主要原因。当今，随着人口老龄化影响，糖尿病患者的临床病理表型和肾脏预后均发生了改变。随着这些变化，"糖尿病肾脏疾病"这一术语可用于糖尿病相关肾病的临床路径，当然还需要对其病理生理、治疗和预后进行进一步讨论。

本书旨在为读者提供最新的糖尿病肾脏疾病临床病理特征，特别是基于肾活检病理证实的糖尿病肾病患者的队列研究。该研究对患者进行了登记注册研究和长期医学观察，并在病理生理学方面取得了全新进展。活检证实的糖尿病肾病队列研究具有很好的临床和实验价值。因此，这些内容将清楚地提供给读者开展临床和实验工作的临床 – 病理轴，其中包括糖尿病患者慢性肾病的病理 / 临床鉴别诊断 [如 "经典" 糖尿病肾病和（或）肾脏硬化症和（或）其他原发性肾病的发生]。因此，本书为全球从事糖尿病肾脏疾病领域研究的临床医生和研究人员提供了非常翔实的参考依据。

衷心感谢所有编者为更好阐述糖尿病肾脏疾病现状所做的努力，同时感谢 Springer 出版社，特别是 Vignesh Iyyadurai Suresh 和 Sachiko Hayakawa 的耐心及宝贵建议。

Takashi Wada
Kanazawa, Japan

Kengo Furuichi
Kanazawa, Japan

Naoki Kashihara
Kurashiki, Japan

目　录

临 床 篇

病 理 篇

临床篇

Clinical Aspects

第 1 章

临床流行病学
Clinical Epidemiology

Tadashi Toyama　著

谷昭艳　高建军　译

　　糖尿病肾脏疾病（diabetic kidney disease，DKD）是近年来备受重视的疾病概念 ❶。目前不同的研究对 DKD 的定义不尽相同。另外，DKD 同时也作为危险因素、高发病率及一些特殊情况（如正常蛋白尿 DKD）的重要性备受关注。本章概述了 DKD 的定义及其作为危险因素的作用、全球发病率和正常蛋白尿 DKD 的特点。

一、DKD 的定义

　　DKD 的主要特征为蛋白尿（＞300mg/24h 或 200μg/min）、糖尿病视网膜病变且排除其他肾脏疾病，具有以上特征时临床即可诊断为糖尿病肾病（diabetic nephropathy，DN）[1]。研究发现蛋白尿及肾小球滤过率（glomerular filtration rate，GFR）下降均是终末期肾脏疾病（end-stage kidney disease，ESKD）及心血管疾病（cardiovascular disease，CVD）的危险因素 [2, 3]。此外，近年来 GFR 下降而蛋白尿正常的 DKD 患者逐渐增加 [4]。由于这些临床证据和疾病谱的变化，故疾病概念为 DKD，即糖尿病伴慢性肾脏病（chronic kidney disease，CKD）。但目前尚无被广泛接受的 DKD 统一定义，美国糖尿病协会（American Diabetes Association，ADA）认为，"DKD 通常是一个临床诊断，基于蛋白尿和（或）估算的肾小球滤过率（estimate glomerular filtration rate，eGFR）下降，而无其他原发肾脏损害的症状和体征 [5]"。

---

❶ 译者注：书中将 "diabetic kidney disease"（DKD）译为"糖尿病肾脏疾病"，另一名词 "diabetic nephropathy"（DN）译为"糖尿病肾病"，文中少数章节对两者进行了具体界定，即 DN 包含在 DKD 范围内，为"经病理证实的糖尿病诱发的肾病"。例如，第 10 章，如图 10-1 所示；第 12 章，如图 12-1 所示。但绝大部分对两者进行了混用，特此说明。

DKD 是糖尿病的主要微血管并发症。DKD 是许多高收入或中上收入国家 ESKD 的主要原因，越来越多的 ESKD 患者需要进行透析或肾移植治疗，已成为全世界的重要负担。

二、DKD 的患病率

国际糖尿病联合会报道，全球糖尿病患病率约为 9.3%（图 1-1），有 4.63 亿、年龄在 20—79 岁的成年人患有糖尿病[6]。全球糖尿病患者正在逐年增加[7]。考虑到全球糖尿病的情况，预计 DKD 未来的负担将进一步加重。

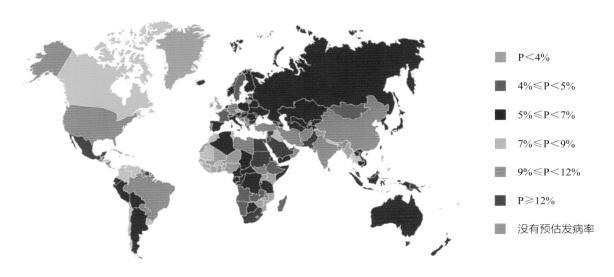

P<4%

4%≤P<5%

5%≤P<7%

7%≤P<9%

9%≤P<12%

P≥12%

没有预估发病率

▲ 图 1-1　**2019 年根据年龄调整后估算的不同国家及地区成人（20—79 岁）糖尿病患病率**[7]

P. 成人（20—79 岁）糖尿病患病率

三、DKD 的发病率

英国前瞻性糖尿病研究（United Kingdom prospective diabetes study，UKPDS64）对 5097 名 2 型糖尿病患者进行随访，调查了 DKD 各阶段的年发病率（图 1-2）。正常蛋白尿至微量蛋白尿、微量蛋白尿至大量蛋白尿、大量蛋白尿到 ESKD 的发生率分别为 2.0%、2.8% 和 2.3%。值得关注的是，各阶段的全因死亡率等于或大于肾脏病的进展率。正如其他研究报道的一样，糖尿病患者最常见的死亡原因是心血管疾病，蛋白尿被认为是 CVD 的主要危险因素之一[2, 9]。在中国台湾的一项队列研究中，早期 DKD（糖尿病伴 CKD 1～3 期）患者与无 CKD 的糖尿病患者相比，预期寿命减少 16 年[10]。

日本糖尿病并发症研究（Japan diabetes complications study，JDCS）是一项针对 2 型糖尿病患

者的研究，其中患者的糖尿病平均病程为 10.7 年，研究报道每年有 1.85% 的患者由低水平微量蛋白尿（3.4～17.0mg/mmol）进展至大量蛋白尿，每年有 0.23% 的患者由正常蛋白尿进展至大量白蛋白尿[11]，这一变化率与 UKPDS 几乎相同（图 1-2）。

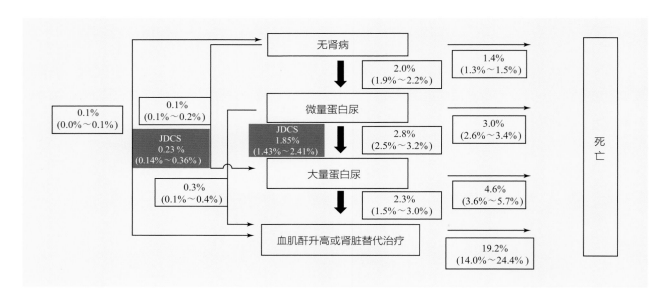

▲ 图 1-2　从肾病各阶段到全因死亡的年转化率[8, 11]，应用 JDCS 信息进行修改的 UKPDS 图

四、DKD 患者的 ESRD 发病率

日本维持性血液透析患者的患病率已跃居全球第二位，仅次于中国台湾[12]。自 1998 年以来，糖尿病已成为接受透析治疗 ESKD 患者的主要病因。虽然糖尿病发病率已上升至平台期，但新导入透析的患者中仍有 42.3% 原发病为糖尿病[13]（图 1-3）。

在美国，糖尿病也是 ESKD 最常见的原发病。在过去 20 年中其发病率虽无明显变化，但逐年持续上升，至 2017 年已达 48.1%（图 1-4）。

在全球，ESRD 以糖尿病为首要病因占比最高的国家或地区是马来西亚、新加坡和哈利斯科州（墨西哥），2016 年约占 66%[12]；紧随其后的是日本、美国、韩国、以色列、中国香港和新西兰这些高收入国家或地区，约为 50%[12]。

五、DKD 的患病率

表 1-1 显示了一些具有代表性的 2 型糖尿病队列研究中蛋白尿和 DKD 的患病率。蛋白尿被认为是糖尿病肾脏损害的主要表现。UKPDS 研究报道 2 型糖尿病患者在诊断 10 年之后，微量蛋白

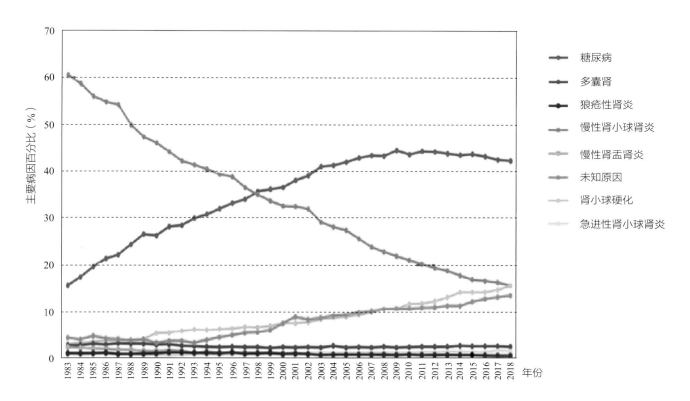

▲ 图 1-3　日本进入透析的 ESKD 患者主要病因比例变化

引自日本透析治疗学会（Japanese Society for Dialysis Therapy，JSDT）。这一数据的解释及报道由作者负责，绝不代表 JSDT 的官方解释[13]

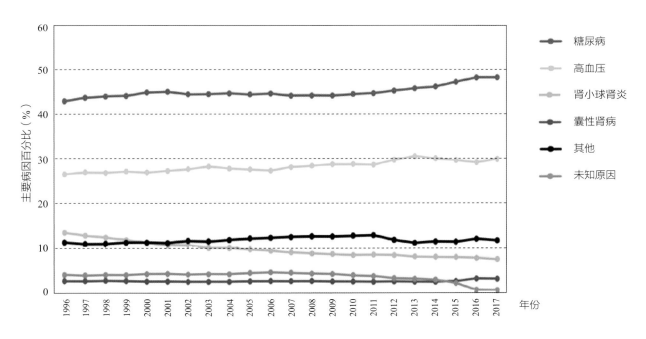

▲ 图 1-4　美国进入透析的患者 ESKD 的主要病因比例变化
引自 USRDS[12]

表 1-1 2 型糖尿病队列研究中蛋白尿与 DKD 的患病率

研 究	种 族	年 份	糖尿病病程（年）	微量蛋白尿（%）	大量蛋白尿（%）	DKD[蛋白尿和（或）GFR 下降]
UKPDS[8]	• 白种人 82% • 其他 18%	2002	10	24.9	5.3	NA
MAP[15]（n=5549）	• 中国人 59% • 马来西亚人 14% • 菲律宾人 21% • 其他 6%	2005	6.9	39.8	18.8	NA
DEMAND[16]（n=24 151）	• 白种人 39% • 亚洲人 38% • 拉美裔人 5%	2006	7.6	38.8	9.8	57.3%[a]
JDDM[17]（n=8897）	• 日本人 100%	2007	12	31.6	10.5[a]	43.8%[a]
NHANES[14]（n=2279）	• 白种人 60% • 黑种人 15% • 墨西哥人 10%	2009—2014	5.0[b]	16[c]	4.6	25%

a. 根据文章中提供的数据计算得出；b. 糖尿病的平均病程；c. 定义为尿蛋白 / 肌酐≥30mg/g

DKD. 糖尿病肾脏疾病；NA. 数据不可用；GFR. 肾小球滤过率

尿、大量蛋白尿、血肌酐升高或需要肾脏替代治疗的发生率分别为 24.9%、5.3% 和 0.8%[8]。在美国国家健康和营养检查调查（national health and nutrition examination survey，NHANES）分析中，美国人群的队列研究表明，在 2009—2014 年糖尿病患者中 DKD［蛋白尿和（或）eGFR 下降］的患病率为 25%[14]。

据报道亚洲人有较高的蛋白尿（macroalbuminuria prevalence，MAP）发病率，在一项纳入中国人和菲律宾人的研究，纳入患者的 2 型糖尿病平均病程为 6.9 年，其中微量蛋白尿的患病率为 39.8%，大量蛋白尿患病率为 18.8%[15]。在以 2 型糖尿病患者为对象的糖尿病患者中筛查微量蛋白尿以知晓肾脏和心血管危险研究（developing education on microalbuminuria for awareness of renal and cardiovascular risk in diabetes，DEMAND）中，微量蛋白尿和 DKD 的患病率分别为 38.8% 和 57.3%[16]。在这项研究中，39% 的白种人微量蛋白尿的患病率为 33%，低于其他种族人群[16]。在日本糖尿病临床数据管理（Japan diabetes clinical data management，JDDM）研究中，日本人群中 DKD 的患病率为 43.8%[17]。

在一项 Steno 纪念医院开展的 1 型糖尿病患者的队列研究发现，糖尿病病程 40 年后糖尿病肾病的累积患病率为 45%[18]。糖尿病控制和并发症试验 / 糖尿病干预和并发症流行病学（diabetes control and complications trial/epidemiology of diabetes interventions and complications，DCCT/EDIC）研究报道，经强化和常规糖尿病治疗 30 年后微量蛋白尿的累积发病率分别为 25% 和 38%[19]。1961—1985 年，1 型糖尿病患者中 DKD 的累积比例呈下降趋势[20]，这可能是因为许多患者进行了严格的血糖控制[21]。

迄今为止，许多以循证为基础的 DKD 治疗方法已被证实，并应用于临床实践。血糖控制不佳被认为是 DKD 的主要危险因素[22, 23]，近几十年来已经推出了许多新型降糖药物。血管紧张素转化酶抑制药（angiotensin-converting enzyme inhibitor，ACEI）和血管紧张素 Ⅱ 受体拮抗药（angiotensin Ⅱ receptor blocker，ARB）类药物可抑制 DKD 的发生与发展[24-26]，已被广泛应用于临床。此外，研究表明钠 – 葡萄糖共转运蛋白 –2（sodium-glucose cotransporter-2，SGLT-2）抑制药对 CKD 治疗有效，也被期待可抑制 DKD 的发生[27-29]与发展[30]。然而，现实中并未观察到这种效果。在真实世界中，干预试验的治疗效果可能会减弱，有近 50% 患者的糖化血红蛋白可达 <7.0% 的目标[31]。为了减少残留风险，需要开展更详细的病理生理和基于新机制的治疗策略研究。

六、不伴蛋白尿的 DKD

蛋白尿及 GFR 下降是 DKD 定义的条件，也是 ESKD、CVD 和全因死亡的危险因素[2, 3, 9]。近年来，蛋白尿及 GFR 下降的患病率发生了明显变化。NHANES 分析显示自 1998 年以来，DKD 患者中蛋白尿比例下降，而 GFR 降低的比例升高[4]。美国肾脏数据系统（United States Renal Data System，USRDS）报道，在 NHANES 研究的参与者中有近 1/4 的糖尿病患者 eGFR 下降［<60ml/(min·1.73m²)］而无蛋白尿（图 1–5）[12]。

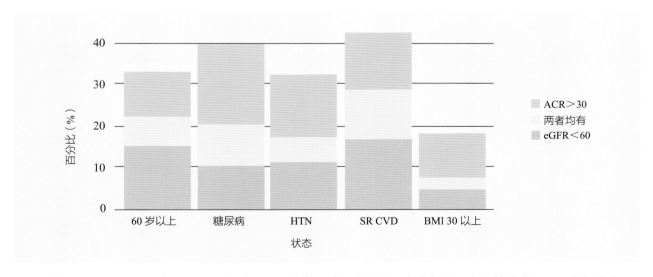

▲ 图 1–5　2011—2014 年 NHANES 研究中，患有糖尿病、高血压、自我报告的心血管疾病及肥胖参与者中 CKD 标志物的分布[12]。eGFR 及 ACR 的单样本估计，eGFR 应用 CKD-EPI 公式计算

ACR. 尿白蛋白 / 肌酐比值；BMI. 体重指数；CKD. 慢性肾脏病；SR CVD. 自我报告的心血管病；eGFR. 估算的肾小球滤过率；HTN. 高血压 [引自 National Health and Nutrition Examination Survey（NHANES），2011–2014 participants age 20 and older]

针对糖尿病患者的一些队列研究显示，无蛋白尿的 GFR 下降与 ESKD 或全因死亡的风险增加有关 [2, 3, 9]。值得注意的是，当伴有蛋白尿时，即使 eGFR 中度下降 ［30～59ml/(min·1.73m²)］ 也会明显增加患者的肾脏事件和全因死亡风险（表 1-2）。而 GFR 下降不伴有蛋白尿的患者全因死亡风险趋势较低（表 1-2 和图 1-6）。

蛋白尿的重要性在肾活检确诊的 DKD 中也得到了证实。在一项 82 例肾活检证实的 DKD 患者的研究中，与伴蛋白尿的 DKD 相比，无蛋白尿 DKD 患者的典型病理损害较少见，并且 CKD 进展和死亡率均较低 [32]（图 1-7）。

其他的队列研究报道，正常的蛋白尿与动脉病变相关，而与糖尿病相关的肾损害无关。在 JDDM 研究显示，2298 名日本的 2 型糖尿病患者中有 262 名正常蛋白尿患者（11.4%）伴有肾功能下降 ［eGFR ＜60ml/(min·1.73m²)］，其中 63.4% 存在视网膜病变而无神经病变 [33]。在这组患者中，动脉硬化可能是肾脏损害的主要原因，而非糖尿病。一项对日本 15 名正常蛋白尿且 eGFR 下降的糖尿病患者进行肾活检的研究显示，其中 9 名患者表现出不成比例的晚期肾小管间质病变、血管病变及肾小球全球硬化，但糖尿病肾小球病变却较轻微 [34]（图 1-8），这一表现属于 Fioretto 提出的 Ⅲ 型 [35]。

对 168 名临床诊断糖尿病患者的尸检中发现，106 名患者（63%）的组织标本显示的肾损害与糖尿病肾病相一致 [36]。有趣的是，这 106 名肾组织活检证实的糖尿病肾病患者中，有 20 名患者在一生中并未出现蛋白尿 [36]。虽然 DKD 的临床诊断很重要，但病理表现的临床意义也需要进一步明确，以便提供更适当的预防及治疗选择。关于这一点，日本已经公布了最新的 DKD 病理定义，并对其与预后的关系已进行了研究 [38, 39]（见第 9～11 章）。

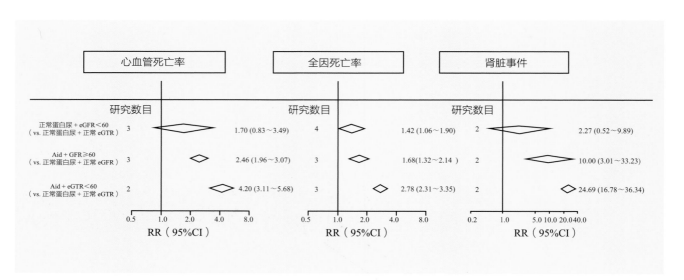

▲ 图 1-6 与正常 eGFR 和正常蛋白尿相比，不同蛋白尿及 eGFR 有无下降与各种结局的风险比 [3]

蛋白尿被定义为任何水平的蛋白尿或微量蛋白尿与大量蛋白尿的合并估算。Alb. 蛋白尿

表 1-2　基于每个结果的 CKD 各阶段的风险比 [2]

UACR	eGFR[ml/(min·1.73m²)]						P值趋势分析(eGFR)
	>90	60~89	45~59	30~44	15~29	<15	
肾脏事件（RRT 或 eGFR 下降超过 50%）							
正常蛋白尿	1.00（参照）	1.00（参照）	0.69（0.24~1.98）	1.83（0.53~6.31）	11.59（1.43~93.78）	NA	0.85
微量蛋白尿	3.31（2.07~5.28）	3.04（1.98~4.68）	3.36（1.63~6.93）	3.10（1.41~6.83）	3.60（0.42~31.28）	NA	0.60
大量蛋白尿	11.14（5.87~21.17）	15.64（10.30~23.74）	33.37（20.58~50.91）	41.36（25.09~68.16）	71.58（40.41~126.80）	NA	<0.01
P值趋势分析（尿蛋白）	<0.01	<0.01	<0.01	<0.01	0.06	NA	
心血管事件							
正常蛋白尿	1.00（参照）	1.00（参照）	1.05（0.73~1.49）	1.30（0.74~2.28）	0.42（0.06~3.06）	NA	0.46
微量蛋白尿	1.01（0.69~1.49）	1.48（1.15~1.90）	1.33（0.89~2.00）	1.85（1.20~2.85）	0.47（0.11~1.97）	NA	0.04
大量蛋白尿	1.28（0.56~2.94）	2.10（1.46~3.02）	1.85（1.23~2.78）	2.37（1.55~3.63）	2.09（1.26~3.45）	12.76（0.95~171.19）	0.20
P值趋势分析（尿蛋白）	0.81	<0.01	0.09	0.45	0.17	NA	
全因死亡							
正常蛋白尿	1.00（参照）	1.00（参照）	1.67（1.02~2.74）	1.22（0.43~3.46）	8.19（2.65~25.34）	NA	<0.01
微量蛋白尿	1.51（0.78~2.95）	1.44（0.92~2.24）	1.22（0.63~2.35）	0.84（0.31~2.26）	8.36（2.81~24.90）	NA	0.04
大量蛋白尿	4.37（1.70~11.24）	1.92（0.97~3.79）	4.84（2.72~8.62）	4.09（2.00~8.34）	6.16（2.80~13.56）	70.57（3.65~1363.68）	0.06
P值趋势分析（尿蛋白）	0.01	0.01	0.01	0.02	0.80	NA	

估计值根据年龄、性别、HbA1c 和收缩压进行调整。UACR. 尿白蛋白与肌酐比值；eGFR. 估算的肾小球滤过率；RRT. 肾脏替代治疗；NA. 数据不可用

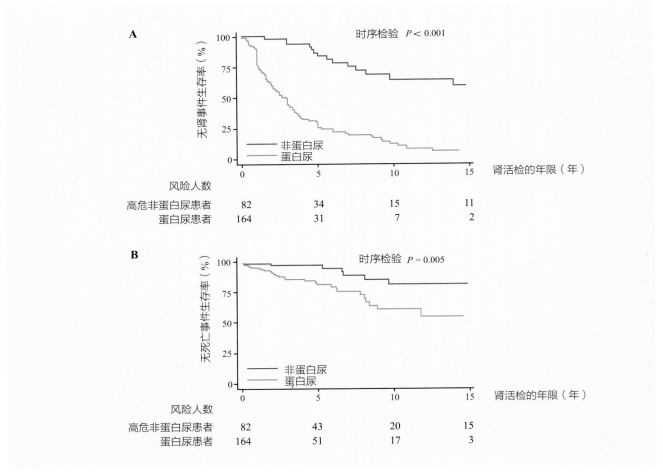

▲ 图 1-7　164 名倾向匹配的 DKD 队列患者的无肾脏事件生存率
A. 无 CKD 进展生存率；B. 无死亡事件的生存率 [32]

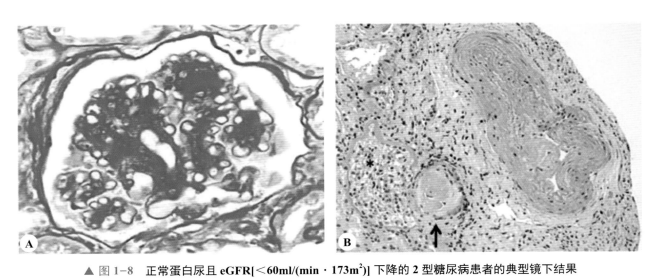

▲ 图 1-8　正常蛋白尿且 eGFR[＜60ml/(min · 173m²)] 下降的 2 型糖尿病患者的典型镜下结果
A. 糖尿病肾病（Ⅱ型）典型病变，严重的弥漫性病变（PAS 染色，200×）；B. 非典型（Ⅲ型）的糖尿病患者，表现为轻度弥漫性病变
（*）与全球硬化（箭）相关，不成比例的晚期动脉硬化（PAS 染色，100×）[34]

七、结论

本章主要概述了 DKD 的流行病学情况。DKD 的发病率和患病率因 DKD 的不同定义而异，故需要详细的说明。还需要详细地学习糖尿病相关肾脏病的病理生理，从而为治疗提供可靠的依据。

参考文献

[1] Skorecki K, Chertow GM, Marsden PA, Taal MW, Yu ASL. Brenner and Rector's the kidney. Philadelphia, PA: Elsevier; 2016.

[2] Wada T, Haneda M, Furuichi K, Babazono T, Yokoyama H, Iseki K, et al. Clinical impact of albuminuria and glomerular filtration rate on renal and cardiovascular events, and all-cause mortality in Japanese patients with type 2 diabetes. Clin Exp Nephrol. 2014;18(4):613–20.

[3] Toyama T, Furuichi K, Ninomiya T, Shimizu M, Hara A, Iwata Y, et al. The impacts of albuminuria and low eGFR on the risk of cardiovascular death, all-cause mortality, and renal events in diabetic patients: meta-analysis. PLoS One. 2013;8(8):e71810.

[4] Afkarian M, Zelnick LR, Hall YN, Heagerty PJ, Tuttle K, Weiss NS, et al. Clinical manifestations of kidney disease among US adults with diabetes, 1988–2014. JAMA. 2016; 316(6):602–10.

[5] American Diabetes Association. 10. Microvascular complications and foot care: standards of medical care in diabetes-2018. Diabetes Care. 2018;41(Suppl 1):S105–S18.

[6] IDF Diabetes Atlas, 8th edn. Brussels: International Diabetes Federation; 2017.

[7] IDF Diabetes Atlas, 9th edn. Brussels: International Diabetes Federation; 2019.

[8] Adler AI, Stevens RJ, Manley SE, Bilous RW, Cull CA, Holman RR, et al. Development and progression of nephropathy in type 2 diabetes: the United Kingdom Prospective Diabetes Study (UKPDS 64). Kidney Int. 2003;63(1):225–32.

[9] Ninomiya T, Perkovic V, de Galan BE, Zoungas S, Pillai A, Jardine M, et al. Albuminuria and kidney function independently predict cardiovascular and renal outcomes in diabetes. J Am Soc Nephrol. 2009;20(8):1813–21.

[10] Wen CP, Chang CH, Tsai MK, Lee JH, Lu PJ, Tsai SP, et al. Diabetes with early kidney involvement may shorten life expectancy by 16 years. Kidney Int. 2017;92(2):388–96.

[11] Katayama S, Moriya T, Tanaka S, Tanaka S, Yajima Y, Sone H, et al. Low transition rate from normo- and low microalbuminuria to proteinuria in Japanese type 2 diabetic individuals: the Japan Diabetes Complications Study (JDCS). Diabetologia. 2011;54(5):1025–31.

[12] United States Renal Data System. 2019 USRDS annual data report: epidemiology of kidney disease in the United States. Bethesda, MD: National Institutes of Health, National Institute of Diabetes and Digestive and Kidney Diseases; 2019.

[13] Nitta K. 2018 Annual dialysis data report, JSDT renal data registry. Nihon Toseki Igakkai Zasshi. 2019;52(12):679–754.

[14] Zelnick LR, Weiss NS, Kestenbaum BR, Robinson-Cohen C, Heagerty PJ, Tuttle K, et al. Diabetes and CKD in the United States population, 2009–2014. Clin J Am Soc Nephrol. 2017;12(12):1984–90.

[15] Wu AY, Kong NC, de Leon FA, Pan CY, Tai TY, Yeung VT, et al. An alarmingly high prevalence of diabetic nephropathy in Asian type 2 diabetic patients: the MicroAlbuminuria Prevalence (MAP) Study. Diabetologia. 2005;48(1):17–26.

[16] Parving HH, Lewis JB, Ravid M, Remuzzi G, Hunsicker LG, DEMAND Investigators. Prevalence and risk factors for microalbuminuria in a referred cohort of type II diabetic patients: a global perspective. Kidney Int. 2006; 69(11): 2057–63.

[17] Yokoyama H, Kawai K, Kobayashi M, Japan Diabetes Clinical Data Management Study Group. Microalbuminuria is common in Japanese type 2 diabetic patients: a nationwide survey from the Japan Diabetes Clinical Data Management Study Group (JDDM 10). Diabetes Care. 2007;30(4): 989–92.

[18] Andersen AR, Christiansen JS, Andersen JK, Kreiner S, Deckert T. Diabetic nephropathy in type 1 (insulin-dependent) diabetes: an epidemiological study. Diabetologia. 1983;25(6):496–501.

[19] de Boer IH, DCCT/EDIC Research Group. Kidney disease and related findings in the diabetes control and complications trial/epidemiology of diabetes interventions and complications study. Diabetes Care. 2014;37(1):24–30.

[20] Nordwall M, Bojestig M, Arnqvist HJ, Ludvigsson J. Declining incidence of severe retinopathy and persisting decrease of nephropathy in an unselected population of type 1 diabetes-the Linkoping Diabetes Complications Study. Diabetologia. 2004;47(7):1266–72.

[21] Fullerton B, Jeitler K, Seitz M, Horvath K, Berghold A, Siebenhofer A. Intensive glucose control versus conventional glucose control for type 1 diabetes mellitus. Cochrane Database Syst Rev. 2014;2:CD009122.

[22] Perkovic V, Heerspink HL, Chalmers J, Woodward M, Jun M, Li Q, et al. Intensive glucose control improves kidney outcomes in patients with type 2 diabetes. Kidney Int. 2013;83(3):517–23.

[23] Ohkubo Y, Kishikawa H, Araki E, Miyata T, Isami S, Motoyoshi S, et al. Intensive insulin therapy prevents the progression of diabetic microvascular complications in Japanese patients with non-insulin-dependent diabetes mellitus: a randomized prospective 6-year study. Diabetes Res Clin Pract. 1995;28(2):103–17.

[24] Brenner BM, Cooper ME, de Zeeuw D, Keane WF, Mitch WE, Parving HH, et al. Effects of losartan on renal and cardiovascular outcomes in patients with type 2 diabetes and nephropathy. N Engl J Med. 2001;345(12):861–9.

[25] Lewis EJ, Hunsicker LG, Clarke WR, Berl T, Pohl MA, Lewis JB, et al. Renoprotective effect of the angiotensin-receptor antagonist irbesartan in patients with nephropathy due to type 2 diabetes. N Engl J Med. 2001;345(12):851–60.

[26] Ravid M, Brosh D, Levi Z, Bar-Dayan Y, Ravid D, Rachmani R. Use of enalapril to attenuate decline in renal function in normotensive, normoalbuminuric patients with type 2 diabetes mellitus. A randomized, controlled trial. Ann Intern Med. 1998;128(12 Pt 1):982–8.

[27] Wu JH, Foote C, Blomster J, Toyama T, Perkovic V, Sundstrom J, et al. Effects of sodium-glucose cotransporter-2 inhibitors on cardiovascular events, death, and major safety outcomes in adults with type 2 diabetes: a systematic review and meta-analysis. Lancet Diabetes Endocrinol. 2016;4(5):411–9.

[28] Wanner C, Inzucchi SE, Lachin JM, Fitchett D, von Eynatten M, Mattheus M, et al. Empagliflozin and progression of kidney disease in type 2 diabetes. N Engl J Med. 2016;375(4):323–34.

[29] Zinman B, Wanner C, Lachin JM, Fitchett D, Bluhmki E, Hantel S, et al. Empagliflozin, cardiovascular outcomes, and mortality in type 2 Diabetes. N Engl J Med. 2015;373(22):2117–28.

[30] Perkovic V, Jardine MJ, Neal B, Bompoint S, Heerspink HJL, Charytan DM, et al. Canagliflozin and renal outcomes in type 2 diabetes and nephropathy. N Engl J Med. 2019;380(24):2295–306.

[31] Edelman SV, Polonsky WH. Type 2 diabetes in the real world: the elusive nature of glycemic control. Diabetes Care. 2017;40(11):1425–32.

[32] Yamanouchi M, Furuichi K, Hoshino J, Toyama T, Hara A, Shimizu M, et al. Nonproteinuric versus proteinuric phenotypes in diabetic kidney disease: a propensity score-matched analysis of a nationwide, biopsy-based cohort study. Diabetes Care. 2019;42(5):891–902.

[33] Yokoyama H, Sone H, Oishi M, Kawai K, Fukumoto Y, Kobayashi M, et al. Prevalence of albuminuria and renal insufficiency and associated clinical factors in type 2 diabetes: the Japan Diabetes Clinical Data Management study (JDDM15). Nephrol Dial Transplant. 2009;24(4):1212–9.

[34] Shimizu M, Furuichi K, Yokoyama H, Toyama T, Iwata Y, Sakai N, et al. Kidney lesions in diabetic patients with normoalbuminuric renal insufficiency. Clin Exp Nephrol. 2014;18(2):305–12.

[35] Fioretto P, Mauer M, Brocco E, Velussi M, Frigato F, Muollo B, et al. Patterns of renal injury in NIDDM patients with microalbuminuria. Diabetologia. 1996;39(12):1569–76.

[36] Klessens CQ, Woutman TD, Veraar KA, Zandbergen M, Valk EJ, Rotmans JI, et al. An autopsy study suggests that diabetic nephropathy is underdiagnosed. Kidney Int. 2016;90(1):149–56.

[37] Furuichi K, Shimizu M, Yuzawa Y, Hara A, Toyama T, Kitamura H, et al. Clinicopathological analysis of biopsy-proven diabetic nephropathy basedon the Japanese classification of diabetic nephropathy. Clin Exp Nephrol. 2017;22(3):570–82.

[38] Furuichi K, Yuzawa Y, Shimizu M, Hara A, Toyama T, Kitamura H, et al. Nationwide multicentre kidney biopsy study of Japanese patients with type 2 diabetes. Nephrol Dial Transplant. 2017;33(1):138–48.

[39] Hoshino J. A new pathological scoring system by the Japanese classification to predict renal outcome in diabetic nephropathy. PLoS One. 2017;13(2):e0190923.

第 2 章

日本糖尿病肾病 / 糖尿病肾脏疾病注册登记研究

The Japanese Registries of Diabetic Nephropathy/Diabetic Kidney Disease

Miho Shimizu　Takashi Waha　著
谷昭艳　高建军　译

一、概述

慢性肾脏病的诊断依据有尿白蛋白排泄率持续升高（蛋白尿）、eGFR 下降或肾损害的其他表现[1, 2]。20%～40% 糖尿病患者可发生 DKD 或由糖尿病造成的 CKD[2-4]。在日本，DKD 是终末期肾病（end-stage renal disease，ESRD）的主要病因[5]。CKD 显著增加了糖尿病患者的心血管风险[6]。

疾病注册研究描述了自然史、流行病学、疾病负担、治疗和结局的数据[7]。由日本肾脏病学会肾脏病理诊断标准化委员会和肾脏疾病注册中心委员会分别于 2007 年启动的日本肾脏活检注册（Japan renal biopsy registry，J-RBR）和 2009 年启动日本肾脏疾病注册（Japan kidney disease registry，J-KDR）[8]，其中的临床数据包括年龄、性别、实验室检查和肾活检的组织学诊断，均在各机构进行了电子登记。此外，通过医学研究系统的互联网数据和信息中心在 J-RBR/J-KDR 的网页上进行注册，这一网络系统是大学医院医疗信息网络的一部分。最近的 J-RBR/J-KDR 委员会的报道表明，J-RBR 中糖尿病肾病的患病率为 5.1%[9]。

除了 J-RBR/J-KDR 外，日本糖尿病肾病队列研究（Japan diabetic nephropathy cohort study，JDNCS）于 2009 年启动，这是一项针对日本成人 2 型糖尿病和 DKD（临床可疑糖尿病肾病）患者的全国性观察性研究[10, 11]。在 JDNCS 中，患者就诊期间每年至少收集一次临床数据与尿标本。

本部分主要总结综述了应用 J-RBR/J-KDR 和 JDNCS 中登记的数据进行的有关糖尿病肾病 /DKD 的临床和实验室研究。

二、J-RBR/J-KDR 分析

DKD 通常是根据蛋白尿和（或）有 eGFR 下降来诊断的，而非其他原因导致肾损害出现的症状和体征[2]。DKD 的典型表现包括糖尿病病程较长、糖尿病视网膜病变、无血尿的蛋白尿和逐渐进展的肾病[2]。

2007—2013 年，在 J-RBR 登记的 1591 名糖尿病患者中，605 名（38%）患者的活检诊断为单纯的糖尿病肾病，而 982 名（62%）患者为非糖尿病肾病（nondiabetic renal disease，NDRD）。如表 2-1 所示，与 NDRD 患者相比较，单纯糖尿病肾病的患者具有相对年轻、体重指数、收缩压和舒张压、尿蛋白排泄量、糖化血红蛋白水平较高，抗高血压药物使用较多，肾病综合征患病率相对较高，eGFR、血清总蛋白、血尿发生率较低的特点。经过多因素 Logistic 回归分析发现，抗高血压药物的使用、严重的蛋白尿（试纸法检测蛋白≥2+）、无血尿、低血清总蛋白、高糖化血红蛋白水平、年龄小、较低的平均血压、低 eGFR、低水平总胆固醇等因素与单纯糖尿病肾病密切相关（表 2-2）。

表 2-1　J-RBR 登记中经肾活检诊断的糖尿病患者的临床特征

	单纯糖尿病肾病（n=605）	非糖尿病肾病（n=986）	P 值
年龄（岁）	59.5 ± 11.8（n=605）	61.8 ± 12.5（n=986）	<0.01
男性（%）	70.1（n=605）	65.4（n=986）	0.05
体重指数（kg/m²）	25.2 ± 4.2（n=580）	24.7 ± 4.4（n=959）	<0.01
收缩压（mmHg）	144.2 ± 21.4（n=547）	135.3 ± 19.9（n=944）	<0.01
舒张压（mmHg）	78.8 ± 13.3（n=547）	77.4 ± 12.8（n=943）	<0.05
降压药应用（%）	86.6（n=499）	73.8（n=866）	<0.01
尿蛋白（g/d）	4.4 ± 3.5（n=441）	3.4 ± 3.4（n=616）	<0.01
UPCR（g/gCr）	6.0 ± 5.1（n=352）	4.3 ± 4.7（n=615）	<0.01
肾病综合征（%）	51.1（n=605）	33.1（n=986）	<0.01
尿红细胞≥（+）（%）	49.9（n=605）	62.6（n=986）	<0.01
eGFR[ml/(min·1.73m²)]	48.1 ± 24.0（n=603）	51.5 ± 26.9（n=981）	<0.01
血清总蛋白（g/dl）	6.2 ± 1.1（n=599）	6.4 ± 1.2（n=971）	<0.01
血清白蛋白（g/dl）	3.1 ± 0.9（n=597）	3.2 ± 1.0（n=966）	<0.01
血清总胆固醇（mg/dl）	222.7 ± 76.5（n=577）	227.7 ± 91.5（n=936）	0.95
糖化血红蛋白（%）	7.2 ± 1.7（n=578）	6.9 ± 1.1（n=888）	<0.05

eGFR. 估算的肾小球滤过率；UPCR. 尿蛋白肌酐比值

表 2-2　J-RBR 中单纯糖尿病肾病的临床预测因子和活检结果的相关分析

	HR（95%CI）	P 值
降压药物应用（+）	2.166（1.53～3.07）	<0.01
尿蛋白（≥2+）	2.054（1.45～2.90）	<0.01
尿潜血（-）	1.861（1.43～2.43）	<0.01
血清总蛋白（-1g/dl）	1.263（1.11～1.44）	<0.01
糖化血红蛋白（+1%）	1.235（1.12～1.37）	<0.01
年龄（-1 岁）	1.027（1.02～1.04）	<0.01
平均血压（+1mmHg）	1.012（1.00～1.02）	<0.01
eGFR[-1ml/(min·1.73m^2)]	1.009（1.00～1.01）	<0.01
总胆固醇（-1mg/dl）	1.004（1.00～1.01）	<0.01

CI. 置信区间；eGFR. 估算的肾小球滤过率；HR. 风险比

三、JDNS 分析

（一）入组时的临床特征

肾小球滤过率下降和蛋白尿是糖尿病肾病的主要临床标志[2-4]。2009 年 7 月—2017 年 10 月，JDNCS 数据库中提取数据，根据 567 名患者的 eGFR 及蛋白尿进行亚组分层分析（表 2-3），队列入组患者年龄中位数为 67 岁（四分位数 59—73 岁），其中 66.3% 为男性。不纳入蛋白尿程度分析下，与低 eGFR[<60ml/(min·1.73m^2)] 相关的指标主要有高龄、视网膜病变、肾素 - 血管紧张素系统（renin-angiotensin system，RAS）抑制药的使用，以及低水平的糖化血红蛋白、血清总胆固醇、血红蛋白。另外，无论 eGFR 如何，与蛋白尿相关的指标主要有高水平甘油三酯、视网膜病变及较高的 RAS 抑制药使用率。

微量蛋白尿曾被认为是糖尿病肾病的首发临床症状。然而，最近的研究表明，无蛋白尿、eGFR 下降在 1 型和 2 型糖尿病患者中也较常见[2-4]。与蛋白尿伴肾功能不全的患者相比，正常蛋白尿但肾功能不全的糖尿病患者的临床特征，包括糖尿病病程短、血红蛋白和高密度脂蛋白胆固醇水平高、女性患病率高、糖化血红蛋白和甘油三酯水平较低、高血压、吸烟、视网膜病变和神经病变发病率低、RAS 抑制药的降压药使用率低[12-14]。另外，与正常蛋白尿且肾功能正常的患者相比较，正常蛋白尿但肾功能不全患者具有年龄更大、更严重的胰岛素抵抗、女性更多、非吸烟者、高血压、高脂血症、代谢综合征和既往心血管疾病患病率更高的特点[12, 15]。在 JDNCS 中，与微量或大量蛋白尿且 eGFR 下降的患者相比，正常蛋白尿伴 eGFR 下降患者的 eGFR 和血红蛋白水平更高，女性和口服降糖药使用率高、血

表2-3 JDNCS中初始eGFR和蛋白尿分层登记时的临床特征

	全 部	正常蛋白尿			微量/大量蛋白尿			正常 vs. 微量/大量蛋白尿 P值	
		eGFR≥60	eGFR<60	eGFR≥60 vs. eGFR<60 P值	eGFR≥60	eGFR<60	eGFR≥60 vs. eGFR<60 P值	eGFR≥60	eGFR<60
入组人数	567	162	53		104	248			
年龄（岁）	67.0 (59.0—73.0)	64.0 (57.0—70.0)	70.0 (65.0—75.0)	<0.01	63.0 (55.0—72.0)	68.5 (61.3—74.0)	<0.01	0.99	0.10
男性（%）	66.3	58.6	49.1	0.22	70.2	73.4	0.54	0.06	<0.01
血清肌酐（mg/dl）	0.9 (0.7~1.8)	0.7 (0.6~0.8)	1.1 (0.9~1.2)	<0.01	0.72 (0.61~0.84)	2.1 (1.3~4.1)	<0.01	0.17	<0.01
eGFR [ml/(min·1.73m²)]	57.7 (27.8~75.9)	76.7 (68.6~92.2)	48.3 (41.3~55.1)	<0.01	77.3 (66.8~91.0)	24.7 (11.5~40.1)	<0.01	0.61	<0.01
糖尿病病程（年）	12.0 (7.0~20.0)	10.0 (5.0~17.0)	11.0 (5.0~20.0)	0.16	10.0 (5.0~20/0)	14.5 (9.0~23.0)	<0.01	0.62	0.11
糖尿病视网膜病变（%）	50.6	24.3	48.0	<0.01	45.4	69.0	<0.01	<0.01	<0.01
糖化血红蛋白（%）	7.0 (6.4~7.8)	7.3 (6.8~8.0)	6.7 (6.4~7.5)	<0.01	7.3 (6.6~8.8)	6.6 (6.1~7.4)	<0.01	0.77	0.43
口服降糖药（%）	66.1	71.5	80.8	0.19	67.0	59.0	0.16	0.44	<0.01
胰岛素（%）	42.7	38.4	38.5	0.99	43.1	46.1	0.61	0.44	0.31
收缩压（mmHg）	130.0 (118.0~142.0)	124.0 (116.0~138.0)	126.0 (116.0~134.5)	0.62	128.0 (114.0~141.0)	134.0 (122.0~150.0)	<0.05	0.22	<0.01
舒张压（mmHg）	72.0 (65.0~80.0)	74.0 (67.0~82.0)	70.0 (59.0~77.0)	<0.01	74.0 (67.0~81.0)	72.0 (64.0~80.0)	0.23	0.67	<0.05
RAS抑制药的使用（%）	65.9	42.1	65.4	<0.01	66.0	81.3	<0.01	<0.01	<0.05

（续表）

	全　部	正常蛋白尿			微量/大量蛋白尿			eGFR≥60 正常 vs. 微量/大量蛋白尿 P值	eGFR<60 正常 vs. 微量/大量蛋白尿 P值
		eGFR≥60	eGFR<60	eGFR≥60 vs. eGFR<60 P值	eGFR≥60	eGFR<60	eGFR≥60 vs. eGFR<60 P值		
总胆固醇（mg/dl）	179.0（152.0~203.0）	185.5（164.3~208.8）	168.0（154.0~192.5）	<0.05	187.0（159.5~209.5）	172.0（140.0~200.0）	<0.05	0.99	0.84
高密度脂蛋白（mg/dl）	46.0(38.0~57.0)	51.5（42.3~61.0）	48.0（39.3~61.0）	0.27	46.0（38.0~55.0）	43.0（36.0~55.0）	0.34	<0.01	0.07
甘油三酯（mg/dl）	120.0（82.8~176.0）	111.0（74.0~175.5）	95.0（75.5~141.0）	0.38	139.0（98.3~195.8）	121.5（89.0~175.8）	0.07	<0.01	<0.05
使用他汀类药物（%）	46.1	42.1	48.1	0.45	40.8	50.4	0.10	0.83	0.76
体重指数（kg/m²）	24.4(21.9~27.0)	24.3（22.4~27.0）	24.7（21.4~27.5）	0.85	25.2（21.9~28.7）	24.1（21.8~26.8）	0.15	0.42	0.54
血红蛋白（mg/dl）	12.6(10.9~13.9)	13.7（12.7~14.6）	11.9（11.1~13.1）	<0.01	13.6（12.3~14.6）	11.3（9.7~12.6）	<0.01	0.49	<0.01
吸烟（%）	23.7	23.7	14.0	0.15	27.7	24.2	0.51	0.49	0.12

eGFR. 估算的肾小球滤过率

清肌酐、收缩压和舒张压及甘油三酯水平更低（表2-3）。此外，与正常蛋白尿和eGFR正常的患者相比，正常蛋白尿伴eGFR下降的患者年龄明显更高，视网膜病变严重，RAS抑制剂使用率更高，糖化血红蛋白、舒张压、总胆固醇和血红蛋白水平更低（表2-3）。

尽管糖尿病患者出现正常蛋白尿而肾功能不全的发病机制尚不明确，包括我们先前评估260名日本2型糖尿病及经肾活检证实为糖尿病肾病患者的多项研究显示，尽管糖尿病肾小球病变轻微，但同时表现有不成比例的肾小管间质和血管病变，这可能是正常蛋白尿但肾功能不全的2型糖尿病患者临床表现的病理基础[16-18]。

（二）与结局相关的临床因素

在中位随访为6年（四分位间距1.8～7.0年）期间，共观察到89名患者进展至ESRD需要透析治疗，其中59名患者出现心血管事件（心血管死亡、非致命性心肌梗死、冠状动脉介入治疗、非致命性脑卒中、外周动脉疾病），32名患者死亡。多元Cox比例风险回归分析结果显示，大量蛋白尿[或严重蛋白尿，尿蛋白肌酐比值（urinary protein-to-creatinine，UPCR）≥0.5g/gCr]、eGFR<60ml/(min·1.73m^2)、男性、收缩压≥140mmHg、舒张压≥90mmHg、低血红蛋白、低龄为进展至ESRD的独立危险因素（表2-4）。男性、低血红蛋白、高糖化血红蛋白、高龄、高总胆固醇是心血管事件的独立危险因素。大量蛋白尿（或严重的蛋白尿）及高龄是全因死亡率的独立危险因素。

表 2-4　JDNCS中与ESRD、心血管事件和全因死亡率相关的入组变量

	变　量	HR（95%CI）	P 值
ESRD	大量蛋白尿（重度蛋白尿）	10.60（4.055～27.682）	＜0.01
	eGFR<60ml/(min·1.73m^2)	5.81（1.684～20.024）	＜0.01
	男性	2.48（1.300～4.740）	＜0.01
	收缩压≥140mmHg和（或）舒张压≥90mmHg	2.25（1.390～3.642）	＜0.01
	血红蛋白（-1g/dl）	1.25（1.104～1.420）	＜0.01
	年龄（-1岁）	1.03（1.003～1.047）	＜0.05
心血管事件	男性	4.04（1.870～8.745）	＜0.01
	血红蛋白（-1g/dl）	1.33（1.155～1.533）	＜0.01
	糖化血红蛋白（+1%）	1.24（1.049～1.460）	＜0.05
	年龄（+1岁）	1.04（1.006～1.065）	＜0.05
	总胆固醇（+1mg/dl）	1.01（1.001～1.013）	＜0.05

（续表）

变　量		HR（95%CI）	*P* 值
全因死亡率	大量蛋白尿（重度蛋白尿）	5.34（2.222～12.851）	＜0.01
	年龄（+1 岁）	1.09（1.043～1.137）	＜0.01

根据年龄、性别、eGFR＜60ml/(min·1.73m^2)、大量蛋白尿、糖化血红蛋白、收缩压、RAS 抑制药的使用、总胆固醇、体重指数及血红蛋白调整风险比

CI. 置信区间；eGFR. 估算的肾小球滤过率；ESRD. 终末期肾病；HR. 风险比

尽管对糖尿病和正常蛋白尿且肾功能不全患者的预后存在争议，但我们之前的研究表明，肾脏复合终点（进入透析、eGFR 较基线下降 50%）、心血管事件（心血管死亡、非致命性心肌梗死、冠脉介入治疗、非致命性脑卒中）及全因死亡在不同 eGFR 分层的正常蛋白尿患者中无明显差异[16, 17]。在 JDNCS 中，由于终点事件数量不足，无法进行正常蛋白尿患者的生存分析。

（三）eGFR 及 UACR 分期间的转换

根据新的 CKD 分期，探讨随访期间 eGFR 和尿白蛋白肌酐比（urinary albumin-to-creatinine ratio, UACR）在 CKD 不同分期间的转换[1]。对 2007 年 7 月—2015 年 12 月 JDNCS 中 456 名患者的数据进行分析，平均随访时间为 4.2 年（2.0～5.0 年）。与注册登记时 eGFR 分期相比，393 例 eGFR≥15ml/(min·1.73m^2)（G1～G4 期）患者中有 137 例（34.9%）进展至更低的 eGFR 分期，388 例 eGFR＜15ml/(min·1.73m^2)（G2～G5 期）患者中有 32（8.2%）例患者可恢复至更高的 eGFR 分期（图 2-1A）。注册登记时的 UACR 显示，151 例正常蛋白尿（＜30mg/gCr，A1 期）的患者中有 34 例（22.5%），79 例微量蛋白尿（30～300mg/gCr，A2 期）的患者中有 15 例（19.0%）进展至更高的 ACR 分期。相反，79 例有微量蛋白尿（A2 期）的患者中有 19 例（24.1%），132 例大量蛋白尿（≥300mg/gCr，A3 期）的患者中有 20 例（15.2%）恢复至更低的 ACR 分期（图 2-1B）。

（四）eGFR 和 ESRD 百分比的变化

CKD 临床研究中的肾脏替代终点越来越受到关注。血清肌酐翻倍、肾脏替代治疗和肾脏功能丧失被确定为晚期事件，需要长期随访及大样本的研究。一系列纳入临床试验和观察性研究的 Meta 分析，揭示了 eGFR 下降幅度低于基线的 50% 与 ESRD 的关系[19-24]。然而，这些较大的研究包含了不同的 CKD 病因。

在 JDNCS 中，根据 eGFR 变化的百分比分为四个类型（≤-50%，＞-50%～-30%，＞-30%～0%，＞0%），通过在这四个类型中评估 ESRD 与 1 年及 2 年基线期 eGFR 百分比变化的相关性。该研究分析了开始注册登记时大量蛋白尿的患者，这些患者均在达到 ESRD 终点之前进行了至少 2 次

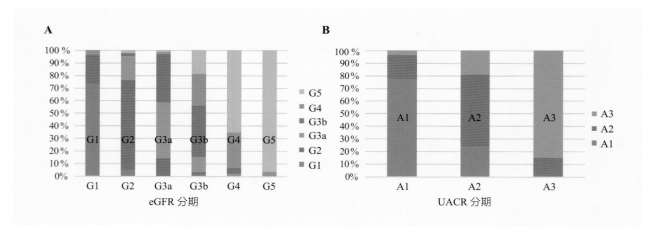

▲ 图 2-1　JDNCS 随访期间患者转归比例（A）eGFR 和（B）UACR

的 eGFR 测定。基线期后 1 年分析显示，大量蛋白尿且 eGFR 变化≤-50% 的患者累积 ESRD 的发生率高于 eGFR 变化＞-50%～-30%（$P<0.05$）、＞-30%～0%（$P<0.01$）和＞0%（$P<0.01$）的患者（图 2-2A）。另外，大量蛋白尿同时 eGFR 变化＞-50～-30% 的患者累积 ESRD 的发生率也高于 eGFR 变化＞-30%～0%（$P<0.05$）和＞0%（$P<0.01$）的患者（图 2-2A）。在基线期后 2 年的分析显示，大量蛋白尿且 eGFR 变化≤-50% 的患者累积 ESRD 的发生率同样高于 eGFR 变化＞-30%～0%（$P<0.01$）和＞0%（$P<0.01$）的患者（图 2-2B）。大量蛋白尿且 eGFR 变化＞-50%～-30% 的患者 ESRD 的累积发生率也高于＞-30%～0%（$P<0.05$）和＞0%（$P<0.05$）的患者（图 2-2B）。2 年的分析显示，eGFR 变化＞-30%～0% 和＞0% 的患者 ESRD 的累积发生率方面没有差异（图 2-2B）。与 eGFR 相对稳定（＞-30%～0%）的患者相比，eGFR 变化≤-50% 的患者发生 ESRD 的风险在随访 1 年 [粗略 HR=9.16（95%CI 3.02～27.77，$P<0.01$）；矫正 HR=16.80（95%CI 2.19～128.88，$P<0.01$）] 及 2 年 [粗略 HR=13.31（95%CI 2.44～72.66，$P<0.01$）；矫正 HR=45.73（95%CI 4.90～426.34，$P<0.01$）] 后均明显升高（表 2-5）。虽然不像 eGFR 变化≤-50% 的患者一样高，但 GFR 变化＞-50%～-30% 的患者 ESRD 风险在随访 1 年 [粗略 HR=2.87（95%CI 1.10～7.47，$P<0.05$）；矫正 HR=3.89（95%CI 1.17～12.92，$P<0.05$）] 及 2 年 [粗略 HR=6.20（95%CI 1.37～28.01，$P<0.05$）；矫正 HR=15.55（95%CI 1.76～137.18，$P<0.05$）] 也均明显升高（表 2-5）。这些结果与最近其他的报道一致，均显示在 2 型糖尿病中 eGFR 变化可作为肾脏结局的替代终点[25, 26]。

（五）大量蛋白尿及 ESRD 的缓解

最近的 Meta 分析支持使用尿蛋白的变化作为 ESRD 的替代标志物[27]。一些观察性研究及干预性研究均表明，在糖尿病和显性肾病的患者中，大量蛋白尿的缓解和（或）蛋白尿的减少预示着更好的肾脏预后[28-32]。在 JDNCS 中，还评估了 ESRD 与 1 年和 2 年基线期大量蛋白尿缓解的相关性，这一调查

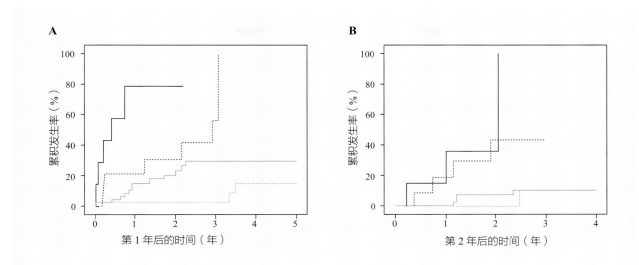

▲ 图 2-2　在 JDNCS 中（A）1 年和（B）2 年基线期，按 eGFR 变化百分比分层的组间 ESRD 累积发生率比较
A. 1 年基线期，黑色实线，变化≤-50%（n=7）；黑色虚线，变化>-50%~-30%（n=21）；灰色实线，变化>-30%~0%（n=168）；灰色虚线，变化>0%（n=142）。大量蛋白尿且 eGFR 变化≤-50% 的患者累积 ESRD 的发生率高于 eGFR 变化>-50%~-30%（P<0.05），>-30%~0%（P<0.01）和>0%（P<0.01）的患者。大量蛋白尿同时 eGFR 变化>-50%~-30% 的患者累积 ESRD 的发生率也高于 eGFR 变化>-30%~0%（P<0.05）和>0%（P<0.01）的患者。
B. 2 年基线期，黑色实线，变化≤-50%（n=7）；黑色虚线，变化>-50%~-30%（n=16）；灰色实线，变化>-30%~0%（n=155）；灰色虚线，变化>0%（n=107）。大量蛋白尿且 eGFR 变化≤-50% 的患者累积 ESRD 的发生率同样高于 eGFR 变化在 -30%~0%（P<0.01）和>0%（P<0.01）的患者。大量蛋白尿且 eGFR 变化>-50%~-30% 的患者 ESRD 的累积发生率也高于 eGFR 变化>-30%~0%（P<0.05）和>0%（P<0.05）的患者。eGFR 变化≤-50% 的患者和>-50%~-30% 的患者 ESRD 的累积发生率方面没有差异

中的患者在登记时即有大量蛋白尿，在进展至 ESRD 前至少进行过 2 次 UACR（或 UPCR）测量。缓解定义为大量蛋白尿转变为正常或微量蛋白尿。大量蛋白尿缓解的患者在 1 年（P<0.05，图 2-3A）及 2 年（P<0.01，图 2-3B）的分析中，其累积 ESRD 发生率均低于无缓解的患者。然而，通过多变量分析显示大量蛋白尿缓解并不是独立于基线 eGFR 和 UPCR 而成为 ESRD 的决定因素的（表 2-6）。其原因可能是肾脏损伤的不可逆性。之前我们在肾活检证实糖尿病肾病的 2 型糖尿病患者研究表明，特征性的病理变化（肾小球病变、间质纤维化、小管萎缩和动脉硬化）及临床因素（大量蛋白尿和 eGFR 下降）是肾脏复合终点事件的独立决定因素[16]。分析蛋白尿相关的病理信息与肾脏预后之间的关系，将有助于我们理解蛋白尿是决定糖尿病肾病患者预后的替代终点。另外，有几项研究报道，大量蛋白尿缓解的糖尿病患者有很高的复发率[29, 33]。

四、结论

由日本肾脏病学会开展的 J-RBR/J-KDR 和 JDCNS 为糖尿病肾病 /DKD 的流行病学研究提供了全

表 2–5 JDNCS 研究中，1 年和 2 年分析 ESRD 上 eGFR、初始 eGFR 和初始 UPCR 的原始和调整 HR 百分比变化

预测（eGFR 的百分比变化）	1 年基线期			
	单变量		多变量	
	HR（95%CI）	P 值	HR（95%CI）	P 值
>0%	0.36（0.10～1.26）	0.11	0.46（0.13～1.69）	0.24
<−30%～0%	1（参照）		1（参照）	
<−50%～−30%	2.87（1.10～7.47）	<0.05	3.89（1.17～12.92）	<0.05
≤−50%	9.16（3.02～27.77）	<0.01	16.80（2.19～128.88）	<0.01
初始 eGFR[−1ml/(min·1.73m^2)]	1.09（1.05～1.13）	<0.01	1.15（1.08～1.22）	<0.01
初始 UPCR（+1g/gCr）	1.31（1.17～1.46）	<0.01	0.89（0.74～1.08）	0.23

预测（eGFR 的百分比变化）	2 年基线期			
	单变量		多变量	
	HR（95%CI）	P 值	HR（95%CI）	P 值
>0%	0.79（0.08～7.59）	0.84	1.18（0.11～12.26）	0.89
<−30%～0%	1（参照）		1（参照）	
<−50%～−30%	6.20（1.37～28.01）	<0.05	15.55（1.76～137.18）	<0.05
≤−50%	13.31（2.44～72.66）	<0.01	45.73（4.90～426.34）	<0.01
初始 eGFR[−1ml/(min·1.73m^2)]	1.06（1.02～1.11）	<0.01	1.12（1.03～1.21）	<0.01
初始 UPCR（+1g/gCr）	1.23（0.98～1.55）	0.07	0.79（0.56～1.10）	0.16

在多变量分析中，纳入年龄、性别、糖化血红蛋白、收缩压、肾素－血管紧张素系统抑制药的使用、总胆固醇、体重指数和血红蛋白调整了风险比

CI. 置信区间；eGFR. 估算的肾小球滤过率；ESRD. 终末期肾病；HR. 风险比；UPCR. 尿蛋白／肌酐比值

国性的队列研究数据。另外，日本肾脏病学会和日本医学信息学协会应用先进的电子健康记录系统，构建了一个全面的 CKD 患者临床数据库，即日本慢性肾脏病数据库（Japan Chronic Kidney Disease Database，J-CKD-DB），其依托于先进的电子病历系统，使用标准化结构化的医疗信息交换自动提取数据系统（Standardized Structured Medical Information eXchange，SS-MIX2）来进行[34]，这些登记中包括了依据国家肾病专家指南接受治疗的患者。

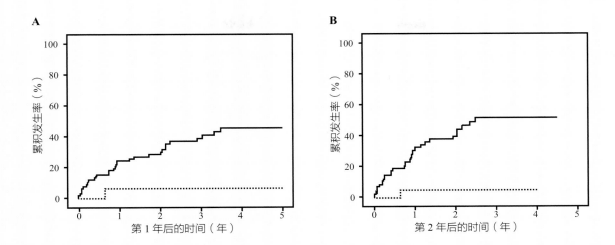

▲ 图 2-3 在 JDNCS 中（A）1 年和（B）2 年随访后，大量蛋白尿缓解组和未缓解组间 ESRD 累积发生率的比较

A. 实线，未缓解组（*n*=94）；虚线，缓解组（*n*=18），1 年后缓解组患者的 ESRD 累积发生率明显低于未缓解组（*P*<0.05）。B. 实线，未缓解组（*n*=90）；虚线，缓解组（*n*=23），2 年后缓解组患者的 ESRD 累积发生率明显低于未缓解组（*P*<0.01）

表 2-6 在 JDNCS 的 1 年和 2 年分析中，ESRD 上大量蛋白尿缓解、初始 eGFR 和初始 UPCR 的原始和调整 HR 百分比变化

预测（大量蛋白尿缓解）	1 年基线期			
	单变量		多变量	
	HR（95%CI）	*P* 值	HR（95%CI）	*P* 值
(−)	1（参照）		1（参照）	
(+)	0.14（0.02~1.01）	0.05	0.23（0.03~1.78）	0.16
初始 eGFR[−1ml/(min·1.73m²)]	1.08（1.04~1.11）	<0.01	1.07（1.04~1.11）	<0.01
初始 UPCR（+1g/gCr）	1.28（1.17~1.41）	<0.01	1.19（1.06~1.32）	<0.01

预测（大量蛋白尿缓解）	2 年基线期			
	单变量		多变量	
	HR（95%CI）	*P* 值	HR（95%CI）	*P* 值
(−)	1（参照）		1（参照）	
(+)	0.09（0.01~0.64）	<0.05	0.31（0.04~2.39）	0.26
初始 eGFR[−1ml/(min·1.73m²)]	1.07（1.04~1.11）	<0.01	1.07（1.04~1.11）	<0.01
初始 UPCR（+1g/gCr）	1.29（1.18~1.42）	<0.01	1.20（1.07~1.33）	<0.01

在多变量分析中，纳入年龄、性别、糖化血红蛋白、收缩压、肾素 – 血管紧张素系统抑制药的使用、总胆固醇、体重指数和血红蛋白调整了风险比

CI. 置信区间；eGFR. 估算的肾小球滤过率；ESRD. 终末期肾病；HR. 风险比；UPCR. 尿蛋白 / 肌酐比值

致谢

本研究部分得到了日本厚生劳动省糖尿病肾病研究补助金、日本厚生劳动省糖尿病肾病和肾病硬化研究补助金的支持，以及日本医学研究与发展署（JP17ek0310003）对肾脏疾病实用研究项目的资助。这项研究也部分得到 JSP KAKEMHI（17K08979）（M.S.）和日本肾脏基金会（JKFB19-8）（M.S.）的支持。

参考文献

[1] Levey AS, de Jong PE, Coresh J, El Nahas M, Astor BC, Matsushita K, et al. The definition, classification, and prognosis of chronic kidney disease: a KDIGO Controversies Conference report. Kidney Int. 2011;80:17–28.

[2] American Diabetes Association. Microvascular complications and foot care: standards of medical care in diabetes-2018. Diabetes Care. 2018;41(Suppl 1):S105–18.

[3] Tuttle KR, Bakris GL, Bilous RW, Chiang JL, de Boer IH, Goldstein-Fuchs J, et al. Diabetic kidney disease: a report from an ADA Consensus Conference. Diabetes Care. 2014;37:2864–83.

[4] Afkarian M, Zelnick LR, Hall YN, Heagerty PJ, Tuttle K, Weiss NS, et al. Clinical manifestations of kidney disease among US adults with diabetes, 1988–2014. JAMA. 2016;316:602–10.

[5] Masakane I, Nakai S, Ogata S, Kimata N, Hanafusa N, Hamano T, et al. An overview of regular dialysis treatment in Japan (As of 31 December 2013). Ther Apher Dial. 2015;19:540–74.

[6] Fox CS, Matsushita K, Woodward M, Bilo HJ, Chalmers J, Heerspink HJ, et al. Associations of kidney disease measures with mortality and end-stage renal disease in individuals with and without diabetes: a meta-analysis. Lancet. 2012;380:1662–73.

[7] Liu FX, Rutherford P, Smoyer-Tomic K, Prichard S, Laplante S. A global overview of renal registries: a systematic review. BMC Nephrol. 2015;16:31. https://doi.org/10.1186/s12882-015-0028-2.

[8] Sugiyama H, Yokoyama H, Sato H, Saito T, Kohda Y, Nishi S, et al. Japan Renal Biopsy Registry: the first nationwide, web-based, and prospective registry system of renal biopsies in Japan. Clin Exp Nephrol. 2011;15:493–503.

[9] Sugiyama H, Yokoyama H, Sato H, Saito T, Kohda Y, Nishi S, et al. Japan renal biopsy registry and Japan kidney disease registry: Committee report for 2009 and 2010. Clin Exp Nephrol. 2013;17:155–73.

[10] Furuichi K, Shimizu M, Toyama T, Koya D, Koshino Y, Abe H, et al. Japan Diabetic Nephropathy Cohort Study: study design, methods, and implementation. Clin Exp Nephrol. 2013;17:819–26.

[11] Shimizu M, Furuichi K, Toyama T, Funamoto T, Kitajima S, Hara A, et al. Decline in estimated glomerular filtration rate is associated with risk of end-stage renal disease in type 2 diabetes with macroalbuminuria: an observational study from JDNCS. Clin Exp Nephrol. 2017;22(2):377–87. https://doi.org/10.1007/s10157-017-1467-9.

[12] Afghahi H, Cederholm J, Eliasson B, Zethelius B, Gudbjörnsdottir S, Hadimeri H, et al. Risk factors for the development of albuminuria and renal impairment in type 2 diabetes—the Swedish National Diabetes Register (NDR). Nephrol Dial Transplant. 2011;26:1236–43.

[13] Fioretto P, Mauer M, Brocco E, Velussi M, Frigato F, Muollo B, et al. Patterns of renal injury in NIDDM patients with microalbuminuria. Diabetologia. 1996;39:1569–76.

[14] Fioretto P, Caramori ML, Mauer M. The kidney in diabetes: dynamic pathways of injury and repair. The Camillo Golgi Lecture 2007. Diabetologia. 2008;51:1347–55.

[15] Gambara V, Mecca G, Remuzzi G, Bertani T. Heterogeneous nature of renal lesions in type II diabetes. J Am Soc Nephrol. 1993;3:1458–66.

[16] Shimizu M, Furuichi K, Toyama T, Kitajima S, Hara A, Kitagawa K, et al. Long-term outcomes of Japanese type 2 diabetic patients with biopsy-proven diabetic nephropathy. Diabetes Care. 2013;36:3655–62.

[17] Shimizu M, Furuichi K, Yokoyama H, Toyama T, Sakai N, Iwata Y, et al. Kidney lesions in diabetic patients with normoalbuminuric renal insufficiency. Clin Exp Nephrol. 2014;18:305–12.

[18] Ekinci EI, Jerums G, Skene A, Crammer P, Power D, Cheong KY, et al. Renal structure in normoalbuminuric and albuminuric patients with type 2 diabetes and impaired renal function. Diabetes Care. 2013;36:3620–6.

[19] Coresh J, Turin TC, Matsushita K, Sang Y, Ballew SH, Appel LJ, et al. Decline in estimated glomerular filtration rate and subsequent risk of end-stage renal disease and mortality. JAMA. 2014;311:2518–31.

[20] Levey AS, Inker LA, Matsushita K, Greene T, Willis K, Lewis E, et al. GFR decline as an end point for clinical trials in CKD: a scientific workshop sponsored by the National Kidney Foundation and the US Food and Drug Administration. Am J Kidney Dis. 2014;64:821–35.

[21] Inker LA, Lambers Heerspink HJ, Mondal H, Schmid CH,

Tighiouart H, Noubary F, et al. GFR decline as an alternative end point to kidney failure in clinical trials: a meta-analysis of treatment effects from 37 randomized trials. Am J Kidney Dis. 2014;64:848–59.

[22] Lambers Heerspink HJ, Tighiouart H, Sang Y, Ballew S, Mondal H, Matsushita K, et al. GFR decline and subsequent risk of established kidney outcomes: a meta-analysis of 37 randomized controlled trials. Am J Kidney Dis. 2014;64:860–6.

[23] Greene T, Teng CC, Inker LA, Redd A, Ying J, Woodward M, et al. Utility and validity of estimated GFR based surrogate time-to-event end points in CKD: a simulation study. Am J Kidney Dis. 2014;64:867–79.

[24] Matsushita K, Chen J, Sang Y, Ballew SH, Shimazaki R, Fukagawa M, et al. Risk of end-stage renal disease in Japanese patients with chronic kidney disease increases proportionately to decline in estimated glomerular filtration rate. Kidney Int. 2016;90:1109–14.

[25] Oshima M, Toyama T, Haneda M, Furuichi K, Babazono T, Yokoyama H, et al. Estimated glomerular filtration rate decline and risk of end-stage renal disease in type 2 diabetes. PLoS One. 2018;13:e0201535.

[26] Oshima M, Jun M, Ohkuma T, Toyama T, Wada T, Cooper ME, et al. The relationship between eGFR slope and subsequent risk of vascular outcomes and all-cause mortality in type 2 diabetes: the ADVANCE-ON study. Diabetologia. 2019;62:1988–97.

[27] Heerspink HJ, Kröpelin TF, Hoekman J, de Zeeuw D. Reducing Albuminuria as Surrogate Endpoint (REASSURE) Consortium. Drug-induced reduction in albuminuria is associated with subsequent renoprotection: a meta-analysis. J Am Soc Nephrol. 2015;26:2055–64.

[28] de Boer IH, Afkarian M, Rue TC, Cleary PA, Lachin JM, Molitch ME, et al. Renal outcomes in patients with type 1 diabetes and macroalbuminuria. J Am Soc Nephrol. 2014;25:2342–50.

[29] Yokoyama H, Araki S, Honjo J, Okizaki S, Yamada D, Shudo R, et al. Association between remission of macroalbuminuria and preservation of renal function in patients with type 2 diabetes with overt proteinuria. Diabetes Care. 2013;36:3227–33.

[30] Imai E, Haneda M, Chan JC, Yamasaki T, Kobayashi F, Ito S, et al. Reduction and residual proteinuria are therapeutic targets in type 2 diabetes with overt nephropathy: a post hoc analysis (ORIENT-proteinuria). Nephrol Dial Transplant. 2013;28:2526–34.

[31] de Zeeuw D, Remuzzi G, Parving HH, Keane WF, Zhang Z, Shahinfar S, et al. Proteinuria, a target for renoprotection in patients with type 2 diabetic nephropathy: lessons from RENAAL. Kidney Int. 2004;65:2309–20.

[32] Atkins RC, Briganti EM, Lewis JB, Hunsicker LG, Braden G, Champion de Crespigny PJ, et al. Proteinuria reduction and progression to renal failure in patients with type 2 diabetes mellitus and overt nephropathy. Am J Kidney Dis. 2005;45:281–7.

[33] Hovind P, Rossing P, Tarnow L, Toft H, Parving J, Parving HH. Remission of nephrotic-range albuminuria in type 1 diabetic patients. Diabetes Care. 2001;24:1972–7.

[34] Nakagawa N, Sofue T, Kanda E, Nagasu H, Matsushita K, Nangaku M, et al. J-CKD-DB: a nationwide multicentre electronic health record-based chronic kidney disease database in Japan. Sci Rep. 2020;10:7351.

第3章

糖尿病肾脏疾病与心血管疾病
Diabetic Kidney Disease and Cardiovascular Disease

Kumiko Muta　Yoko Obata　Tomoya Nishino　**著**

苗新宇　**译**

一、概述

众所周知，糖尿病与心血管疾病（CVD）风险增高相关[1]。新兴危险因素协作组（Emerging Risk Factors Collaboration）独立学术协调中心对主要来自西方人群的 104 个队列、超过 110 万名参与者的数据进行 Meta 分析发现，校正基线年龄、性别、吸烟状况和体重指数后，糖尿病患者因血管原因死亡的风险是非糖尿病患者的 2.32 倍[2]。据报道，CVD 也常与慢性肾脏病（CKD）密切相关[3]。在一项纳入 CKD3 期 [估算的肾小球滤过率 $30\sim59$ml/(min·1.73m^2)] 患者的研究中，其死亡人数多于走向终末期肾病的人数[4]。基于以上报道，自然认为糖尿病特有的肾脏疾病，即糖尿病肾脏疾病（DKD），也可能与 CVD 有关。对于糖尿病和 CKD 的心血管疾病风险，部分关于肾脏疾病对糖尿病患者死亡率影响的研究可做参考。芬兰糖尿病肾脏疾病研究是一项针对 4201 名 1 型糖尿病成年患者的全国性前瞻性研究[5]，在该研究中位数 7 年的随访期间，患者总死亡率与年龄和性别相匹配的普通人群相比高 3.6 倍，CKD 的存在和严重程度是全因死亡风险的主要预测因素[5]。在匹兹堡糖尿病并发症流行病学研究中，对 658 名 1 型糖尿病患者进行了评估[6]，在中位数 20 年的随访期间，1 型糖尿病患者死亡风险是年龄和性别与之匹配的正常人群的 6.2 倍（95%CI 5.2~7.2），是正常蛋白尿者标化死亡风险的 2.0 倍（95%CI 1.2~2.8），是微量蛋白尿者（$20\sim200\mu$g/min）的 6.4 倍（95%CI 4.4~8.4），是显性肾病者（> 200μg/min）的 12.5 倍（95%CI 9.5~15.4），是 ESRD 患者（透析或肾移植）风险的 29.8 倍（95%CI 16.8~42.9）[6]。美国第三次国家健康和营养调查研究（NHANES Ⅲ）纳入 15 046 名 2 型糖尿病患者，在对年龄、性别、种族、吸烟、血压和胆固醇进行校正后，同时患有糖尿病和肾病者标化 10 年累积死亡率为 31.1%（95%CI 24.7~37.5），与无糖尿病或肾病组（死亡率 23.4%，95%CI 14.7~29.6）相比存在绝对风险差异[7]。而有糖尿病无肾病患者与无糖尿病或肾病组相比，标化死亡率无显著性差异[7]。因此，这些研究表明死亡风险与糖尿病患者肾脏疾病的存在有更强的相关性。

现已认识到蛋白尿和肾小球滤过率降低都与糖尿病患者心血管疾病的发展相关。日本来自 10 个中心的 4328 名 2 型糖尿病患者的回顾性队列研究发现，尿白蛋白 / 肌酐水平升高增加了心血管事件和全因死亡风险[8]。同样，在 31 项纳入糖尿病患者的队列研究 Meta 分析发现，与正常蛋白尿者相比，微量蛋白尿（RR=1.76，95%CI 1.38～2.25）和大量蛋白尿（RR=2.96，95%CI 2.44～3.60）是心血管死亡的重要危险因素[9]。在日本一项针对 3002 名无大量蛋白尿的 2 型糖尿病患者的多中心大规模队列研究发现，与无 eGFR 降低、无微量蛋白尿的患者相比，有 eGFR 降低无微量蛋白尿患者的 CVD 患病率增高 2 倍（OR=1.97），有微量蛋白尿无 eGFR 降低患者的 CVD 患病率也同样升高（OR=1.85）[10]。在糖尿病和血管疾病控制行动：Preterax 与达美康（Diamicron，格列齐特）改良释放控制评估研究（ADVANCE）中，对 UACR 和 eGFR 对 2 型糖尿病患者心血管事件发生风险的影响进行调查[11]，结果发现在中位数 4.3 年的随访期间，校正多因素后，基线 UACR 每增加 10 倍，心血管事件的风险增加 2.48 倍（95%CI 1.74～3.52），基线 eGFR 每降低 50%，心血管事件风险增加 2.20 倍（95%CI 1.09～4.43）[11]。因此，蛋白尿和 eGFR 与糖尿病患者心血管疾病的发生独立相关。

二、DKD 患者中 CVD 发生的危险因素和机制

关于糖尿病和 CKD 患者发生心血管疾病的危险因素尚存争议。来自 NHANES Ⅲ，ESRD 护理健康结局选择（CHOICE）的基线数据，对 1041 名透析患者的横断面研究表明，与普通人群相比，透析患者动脉粥样硬化性 CVD 的常见危险因素是糖尿病、高血压、心电图提示左心室肥大、低体力活动、低高密度脂蛋白胆固醇（HDL-C）血症和高甘油三酯血症[12]。这些都是所谓的心血管疾病的传统危险因素。然而，一些传统的危险因素，如高血压、肥胖和高脂血症，与 CKD 患者的死亡率呈负相关[13]。

此外，非传统的危险因素也可导致 CKD 患者发生 CVD。研究表明，无论有无 CKD，高磷血症都与心血管疾病相关，因高磷血症可能导致血管钙化[14]。肾衰竭患者血浆 β_2 微球蛋白水平升高，与全因死亡率、心血管死亡率和心血管事件独立相关[15]。其他尿毒症毒素如硫酸吲哚酚和硫酸对甲酚的增加，被证实与 2 型糖尿病患者的冠状动脉粥样硬化有关[16]。其他一些危险因素导致动脉僵硬度增加，是 CVD 死亡风险的预测因素，并且与 2 型糖尿病患者的 CKD 发生相关[17, 18]。在另一项对糖尿病患者的研究中发现，贫血也是 CKD 患者发生心血管疾病的危险因素，但在非 CKD 患者中未发现相关性[19]。作为炎症相关因素的高 C 反应蛋白（CRP）和低白蛋白血症与全因死亡率独立相关，高 CRP 而非血清白蛋白是 CKD 患者 CVD 死亡风险的独立预测因子[20]。血管内皮功能障碍也是 CVD 的危险因素[21]。糖尿病患者可因诸多凝血因子的升高和纤维蛋白溶解系统被抑制而导致高凝状态，这与 CVD 的发生风险相关[22]。心脏瓣膜钙化也是透析患者全因死亡和心血管死亡增加的预测因素[23]。一项基于社区纳入

3929 名年龄≥65 岁的成年人队列研究表明，二尖瓣环钙化与 CKD 相关[24]。在纳入 6780 人多种族的动脉粥样硬化研究中，糖尿病与主动脉瓣钙化相关[25]。在一项针对 32 名 2 型糖尿病和糖尿病肾病患者的横断面研究中，与非糖尿病患者相比，主动脉和二尖瓣钙化在糖尿病肾病（UACR＞30μg/min）患者中非常普遍[26]。从上述研究来看，心脏瓣膜钙化是糖尿病和（或）CKD 患者发生 CVD 风险增加的重要因素。我们在表 3-1 中列出了 DKD 患者 CVD 的危险因素。

表 3-1　糖尿病肾病患者心血管疾病的危险因素

糖尿病	动脉僵硬度
高血压	贫血
血脂紊乱	高 C 反应蛋白
左心室肥大	低白蛋白血症
低体力活动	血管内皮功能障碍
高磷血症	高凝状态
尿毒症毒素	心脏瓣膜钙化

DKD 患者心血管疾病的发生机制仍不清楚。氧化应激可能是一个重要因素。糖尿病患者中增加的葡萄糖和游离脂肪酸水平促进自由基生成（氧化应激），而氧化应激导致内皮功能障碍和胰岛素抵抗，最终导致 CVD 的发生[27]。炎症也可能是 CVD 的一个关键致病因素。在糖尿病中，激活的巨噬细胞增加细胞因子的释放，而细胞因子增加血小板激活因子的合成并刺激黏附分子的表达，从而导致动脉粥样硬化[28]。也有报道称，带有修饰脂蛋白的免疫复合物诱导大量细胞因子产生并刺激基质金属蛋白酶 -1 的表达，与糖尿病患者 CVD 的发生相关[28]。尿毒症还会增加氧化应激和炎症，增加 CVD 的风险[29]。尿毒症毒素，如 β_2 微球蛋白、同型半胱氨酸和半胱氨酸，可能成为氧化损伤的底物[29]。关于导致糖尿病患者 CVD 的高凝状态的相关机制，有研究发现凝血因子Ⅶ活性的增加与餐后高脂血症有关，纤溶酶原激活物抑制因子 -1 的过度表达可能与胰岛素和胰岛素原相关[28]。

血管钙化是导致 CVD 风险增加的重要病理条件[30]。尿毒症状态下可能缺乏内源性钙化抑制剂，促进了 CKD 患者 CVD 的发病进程[30]。成纤维细胞生长因子 23（FGF23）是一种磷排泄相关激素，能通过促进成骨细胞分化增加磷酸盐诱导的血管钙化，所以 FGF23 在 CKD 患者的 CVD 发展中发挥关键作用[31]。此外，尿毒症毒素可能损伤晚期肾衰竭患者的心血管修复机制[32]。

三、DKD 患者中 CVD 的表现

CVD 通常包括冠状动脉疾病、心肌梗死、充血性心力衰竭、脑卒中、心房颤动、外周动脉疾病和

心脏性猝死等基础疾病。这些疾病及糖尿病与 CKD 相关性已被证实。例如，心脏预后预防评估研究，是一项针对 55 岁或以上有 CVD 病史（n=5545）或糖尿病病史伴有至少一个心血管危险因素（n=3498）、中位随访时间 4.5 年的队列研究，该研究发现有糖尿病和微量蛋白尿病史的患者，心肌梗死、脑卒中和心血管死亡的发生率为 25.0%，慢性心力衰竭住院率为 8.5%[33]。在一项纳入 1255 名接受维持性血液透析的 2 型糖尿病患者的多中心、随机、双盲、前瞻性研究中，患者被随机分配接受阿托伐他汀或安慰剂治疗，该研究证实心脏性猝死占比 25%，是最常见的死亡原因[34]。糖尿病也是透析患者脑血管疾病的危险因素之一[35]。同样，糖尿病和 CKD 患者中也会发生一些心血管并发症。

四、CVD 风险因素的预防和管理

为了预防糖尿病和 CKD 患者的心血管疾病，多靶点治疗对于控制相关危险因素非常重要，如高血压、蛋白尿、高血糖和血脂异常。根据一些指南，我们在表 3-2 中展示了 DKD 患者 CVD 风险因素的管理。

1. 高血糖的管理

高血糖是糖尿病患者最重要的治疗靶点。在美国糖尿病协会制订的糖尿病医疗护理标准中，推荐将糖化血红蛋白（HbA1c）<7% 作为目标，以降低微血管疾病的发病率[36]。此外，在特定的患者中，如果治疗不会出现明显的低血糖或其他不良反应[36]，可考虑更严格的 HbA1c 控制目标（<6.5%）。较宽松的 HbA1c 控制目标（<8.0%）适用于有严重低血糖病史、预期寿命有限、存在晚期并发症、多种共病的患者，以及那些尽管进行了糖尿病自我管理教育、适当的血糖监测、应用了包括胰岛素在内的多种有效剂量的降糖药物仍难以实现目标的患者[36]。然而，血糖控制对心血管疾病风险的降低作用尚未得到确切证明。糖尿病控制和并发症试验是一项多中心随机临床试验，旨在比较强化降糖和传统降糖方案；结果发现，尽管为非显著性降低，但强化治疗使 1 型糖尿病患者大血管事件的发生风险降低了 41%[44]。Steno-2 研究是一项随机对照试验，评估了 2 型糖尿病和蛋白尿患者，比较了针对性、强化、多因素干预与常规治疗对心血管疾病危险因素的影响[45]。研究发现，与常规治疗相比，强化治疗显著降低了 HbA1c 水平（研究结束时 HbA1c 值强化治疗组为 7.9%，常规治疗组为 9.0%，P<0.001）[45]。此外，当患者接受强化治疗时，发生 CVD 的风险显著降低[45]。然而，强化治疗组 HbA1c 达到目标值（6.5%）的比率非常低。因此，我们不能得出控糖效果可减少 CVD 风险的结论[45]。

关于血糖控制减少 CVD 风险的作用，可能与控糖后蛋白尿的降低有关。在日本一项针对 216 名患有 2 型糖尿病和微量蛋白尿者进行的前瞻性观察研究中，尿白蛋白排泄率降低很常见，6 年累积缓解率为 51%（95%CI 42～60），临床进展率为 54%（95%CI 45～63），而进展为显性蛋白尿的概率为 28%（95%CI 19～37）[46]。Logistic 回归分析显示，HbA1c 的低三分位数（<6.95%）与微量蛋白尿的缓解或

表 3-2　基于指南 DKD 患者中的 CVD 风险因素的管理

风险因素	指　南	管理建议
血糖控制不良	ADA[36]	• HbA1c＜7.0% 以降低微血管疾病发生率 • 对于无明显低血糖或其他治疗不良反应的患者，设定更严格的 HbA1c 目标（＜6.5%） • 对于有严重低血糖病史、预期寿命有限、存在晚期并发症、多种共病，以及难以达标的患者，设定较宽松的 HbA1c 控制目标（＜8.0%）
	AACE/ACE[37]	• 对于大部分非妊娠成人，HbA1c≤6.5%
高血压	KDGIO[38]	• 对于患有糖尿病和无蛋白尿的 CKD 患者，控制目标低于 140/90mmHg • 对于有蛋白尿者，控制目标低于 130/80mmHg • 对于糖尿病和有蛋白尿的 CKD 患者，推荐应用血管紧张素受体拮抗药和 ACEI
	ADA[36]	• 对于有糖尿病和高血压者，控制目标低于 140/90mmHg • CVD 高风险人群，控制目标更严格（低于 130/80mmHg） • 糖尿病和蛋白尿患者，一线推荐药物为最大耐受剂量的 ACEI 或血管紧张素受体拮抗药
蛋白尿	KDOQI[39]	• 推荐对糖尿病和蛋白尿水平＞30mg/g，DKD 高风险或进展期的正常血压患者，使用 ACEI 或血管紧张素受体拮抗药
血脂紊乱	AACE/ACE[40]	• 低密度脂蛋白胆固醇控制目标为 CVD 低风险者＜130mg/dl、中高风险者＜100mg/dl、很高风险者＜75mg/dl、极高风险者＜55mg/dl • 甘油三酯控制目标＜150mg/dl 和 HDL 胆固醇目标＞40mg/dl
	KDIGO[41] ACC/AHA[42]	• 应用他汀类降脂治疗者，无 LDL 胆固醇特定推荐目标
钠盐摄入	WHO[43]	• 钠盐摄入量减少至 5g/d，以预防成人和儿童心血管疾病
	ADA[36]	• 糖尿病和高血压患者中，钠摄入量降至 2300mg/d
蛋白摄入	ADA[36]	• 糖尿病肾脏疾病患者，饮食蛋白摄入量为每天 0.8g/kg
吸烟	ADA[36]	• 禁止香烟和其他烟草产品或电子烟
饮酒	ADA[36]	• 适度饮酒对糖尿病患者的长期血糖控制没有重大不利影响

AACE/ACE. 美国临床内分泌学协会和美国内分泌学会；ACC/AHA. 美国心脏病学会和美国心脏协会；ACEI. 血管紧张素转化酶抑制药；ADA. 美国糖尿病协会；CKD. 慢性肾脏病；CVD. 心血管病；DKD. 糖尿病肾脏病；HbA1c. 血红蛋白 A1c；HDL. 高密度脂蛋白；KDIGO. 全球改善肾脏病预后；KDOQI. 肾病结果质量倡议；LDL. 低密度脂蛋白；WHO. 世界卫生组织

消退独立相关[46]。在本研究的另一项 2 年随访中，随访期间 CVD 累积发生事件在微量蛋白尿缓解组比未缓解组至少 1 次[47]。

从以上观察研究可见，虽然控糖效果对 CVD 发生的抑制作用尚不明确，但血糖控制是强化、多靶点治疗糖尿病和 CKD 的核心，并且为蛋白尿缓解的重要因素。

2. 新的降糖药物和 CVD

最近发表了一些以心血管事件为结局的大型随机对照试验，关于 2 型糖尿病合并 CVD 或 CVD 高危的患者应用新的降糖药物，如钠 - 葡萄糖共转运蛋白 2（SGLT-2）抑制药、胰高血糖素样肽 -1 （GLP-1）受体激动药和二肽基肽酶 -4 抑制药，特别是应用 SGLT-2 抑制药和 GLP-1 受体激动药的试验结果表明，这些药物对 2 型糖尿病和 CKD 患者的心血管结局有益。

首先，一项著名的 SGLT-2 抑制药试验是 2 型糖尿病患者的恩格列净心血管结局事件试验（EMPA-REG 结局），这是一项在标准治疗基础的随机、双盲、安慰剂对照试验，评估恩格列净与安慰剂对高 CVD 风险的成人 2 型糖尿病患者心血管事件的影响[48]，本次试验的事后分析可见，在基线检查时患有常见肾脏疾病的患者 [定义为 eGFR＜60ml/(min·1.73m^2) 和（或）尿白蛋白 / 肌酐＞300mg/g] 中，与安慰剂比较，恩格列净组心血管死亡风险降低 29%（HR=0.71，95%CI 0.52～0.98），因心力衰竭住院风险降低 39%（HR=0.61，95%CI 0.42～0.87）[49]。但卡格列净心血管评估研究（CANVAS）的事后数据分析，与安慰剂的双盲比较，在 CKD 患者 [eGFR＜60ml/(min·1.73m^2)]（HR=0.70，95%CI 0.55～0.90）与肾功能保留患者 [＞60ml/(min·1.73m^2)]（HR=0.92，95%CI 0.79～1.07）中，卡格列净对复合心血管死亡、非致命性心肌梗死或非致命性脑卒中及其他心血管、肾脏和安全性结果两组相似（P 异质性 =0.08）[50]。此外，卡格列净与糖尿病肾病临床评价（CREDENCE）试验是一项在 2 型糖尿病、CKD 合并蛋白尿患者 [eGFR30～90ml/(min·1.73m^2)，蛋白尿 / 肌酐＞300～5000mg/g 并接受肾素 - 血管紧张素系统阻断治疗] 中，进行卡格列净或安慰剂治疗的随机双盲试验[51]。结果发现，与安慰剂组相比，卡格列净组发生心血管死亡、心肌梗死或脑卒中的风险更低（HR=0.80，95%CI 0.67～0.95，P=0.01），因心力衰竭住院的风险更低（HR=0.61，95%CI 0.47～0.80，P＜0.001）[51]。以上三项试验的结果表明，SGLT-2 抑制药可降低糖尿病和 CKD 患者的 CVD 风险。

关于 GLP-1 受体激动药（利拉鲁肽）在糖尿病中的效果和作用。心血管结局评估试验（LEADER）是一项多中心、双盲、安慰剂对照试验，患者在接受标准治疗的基础上，随机（1：1）给予利拉鲁肽或安慰剂[52]。试验分析评估了按基线 eGFR [eGFR＜60ml/(min·1.73m^2) vs. ≥60ml/(min·1.73m^2)] 和蛋白尿分层的结果[53]，与 eGFR≥60ml/(min·1.73m^2) 组相比，eGFR＜60ml/(min·1.73m^2) 的患者中，利拉鲁肽组的主要复合心血管结局风险降低（HR=0.69，95%CI 0.57～0.85 vs. HR=0.94，95%CI 0.83～1.07，交互作用 P=0.01）；基线是否存在蛋白尿与利拉鲁肽对主要复合心血管结局风险的降低不存在交互作用（HR=0.83，95%CI 0.71～0.97 vs. HR=0.92，95%CI 0.79～1.07，交互作用 P=0.36）[53]。

这些分析表明，SGLT-2 抑制药和 GLP-1 受体激动药可改善 2 型糖尿病和 CKD 患者的心血管结局。

3. 高血压的管理

通常情况下，高血压的治疗可降低 CVD 的风险。在一项针对 2 型糖尿病患者的前瞻性观察研究中，平均收缩压每降低 10mmHg，CVD 和死亡率就会降低[54]。另外，厄贝沙坦糖尿病肾病试验（IDNT）

是一项随机、双盲、安慰剂对照试验，该试验分析 1590 名患有 2 型糖尿病的高血压患者的数据，发现在随访中平均血压为 121～130mmHg 的患者全因死亡的相对风险最低[55]。在 IDNT 中，随访中收缩压最低组（＜120mmHg）的患者死亡率明显升高[55]。控制糖尿病心血管风险行动是一项纳入 4733 名 2 型糖尿病患者的随机试验，发现与目标收缩压低于 140mmHg 的标准疗法相比，控制收缩压低于 120mmHg 的强化治疗并没有降低致死性和非致死性主要心血管事件的复合结局[56]。然而，与标准治疗相比，强化治疗组每年脑卒中发生率显著降低[56]。在脑卒中方面，通过 Meta 回归分析提示，强化控制血压（≤130mmHg）可更大程度地降低脑卒中风险[30]。

基于包括上述研究在内的研究数据，改善全球肾脏病预后 – 血压（KDIGO–BP）指南推荐无蛋白尿的成人糖尿病和 CKD 患者，血压控制目标为低于 140/90mmHg[38]。

4. 蛋白尿的管理

控制血压的另一个作用是预防 CVD 的发生，降低血压可减少尿白蛋白排泄率[38]，而蛋白尿与糖尿病患者 CVD 的发生相关[8-11]。

在 KDIGO–BP 指南中，伴蛋白尿的成人糖尿病和 CKD，患者的血压目标是低于 130/80mmHg[38]。推荐使用血管紧张素受体拮抗药和血管紧张素转化酶抑制药来控制该人群的高血压和蛋白尿[38]。

5. 血脂异常的管理

血脂异常是普通人群中 CVD 风险的一个重要因素，在糖尿病和 CKD 患者中很常见。糖尿病相关的血脂异常包括高甘油三酯血症、低高密度脂蛋白水平及小而密的低密度脂蛋白颗粒增加[57]，这些脂质异常可导致 CVD 的发生[57]。与 CKD 相关，根据社区人群动脉粥样硬化风险研究（一项纳入 807 名 CKD 患者的前瞻性队列人群研究）数据，总胆固醇和甘油三酯水平升高与冠心病风险增加相关[58]。在一项针对 45 390 名血液透析患者的观察研究中，偶发心肌梗死与非 HDL 胆固醇呈正相关，与 HDL 胆固醇水平呈负相关[59]。

使用他汀类药物降低胆固醇可有效抑制 CVD 风险。阿托伐他汀糖尿病协作研究（一项纳入 2838 名 2 型糖尿病患者的随机安慰剂对照试验）显示，无论在 eGFR 中度降低和未降低的患者中，降低 LDL 胆固醇可减少心血管事件的发生[60]。心脏和肾脏保护试验研究是一项随机双盲试验，9270 名 CKD 患者（包括 3023 名透析患者和 6247 名非透析患者）随机接受辛伐他汀和依折麦布治疗，在中位随访 4.9 年间，治疗组主要动脉粥样硬化事件降低 17%[526 例（11.3%）辛伐他汀加依折麦布组 vs. 619 例（13.4%）安慰剂组，RR=0.83，95%CI 0.74～0.94，log-rank P=0.0021][61]。然而，透析患者的主要动脉粥样硬化事件没有显著降低[61]。同样，在另外两个随机对照试验中，他汀类药物的使用并未显著降低透析患者的 CVD 风险[34, 62]。相反，一些随机对照试验表明，在 CKD G3 期 [eGFR 30～60ml/(min·1.73m^2)] 患者中，使用他汀类药物治疗可显著降低 CVD 风险[63-65]。因此，最好在透析前的 CKD 患者中起始应用他汀类药物治疗，以降低 CVD 风险。

根据美国临床内分泌医师协会（American Association of Clinical Endocrinologists）和美国内分泌学会血脂异常管理和心血管疾病预防写作委员会（American College of Endocrinology Management of Dyslipidemia and Prevention of Cardiovascular Disease Writing Committee）[40] 建议，动脉粥样硬化性 CVD 高风险人群的血脂异常控制目标应根据风险水平进行个性化制定。低风险患者的 LDL 胆固醇目标建议为＜130mg/dl，中度高风险患者的 LDL 胆固醇目标建议为＜100mg/dl，重度高风险患者的 LDL 胆固醇目标建议为＜75mg/dl，极高风险患者的 LDL 胆固醇目标建议为＜55mg/dl[40]。建议甘油三酯目标 ＜150mg/dl，HDL 胆固醇目标＞40mg/dl[40]。另外，如 KDIGO2013 临床实践指南、美国心脏病学会和美国心脏病协会指南等指南中，并未提出使用他汀类药物进行降脂治疗时推荐特定的血清 LDL 胆固醇水平 [41, 42]，这是因为在肾功能较差的患者中，LDL 胆固醇与冠状动脉风险的相关性较弱，并且可能会产生误导 [41]。大多数糖尿病和 CKD 患者应考虑使用他汀类药物治疗，以预防或抑制 CVD 的进展。

6. 多因素干预

为降低 CVD 风险，推荐对糖尿病和 CKD 患者进行针对高血糖、高血压和血脂异常的强化，多因素干预，如上述 Steno-2 研究所示 [45]。

7. 生活方式

为了预防和抑制 CVD 风险，建议糖尿病和 CKD 患者改变生活方式。减少盐摄入量可降低 CVD 的长期风险 [43]。一项纳入 19 个前瞻性队列研究涉及 177 025 名参与者的 Meta 分析显示，高盐摄入与脑卒中和 CVD 风险增加相关 [66]。世界卫生组织建议将盐摄入量减少至 5g/d，以预防成人和儿童 CVD[43]。然而，一项针对 2807 名 1 型糖尿病患者的多中心研究表明，根据尿钠排泄量估算的盐摄入量与全因死亡率呈非线性相关，即每天尿钠排泄量最高和最低的个体生存率均降低 [67]。因此，不仅应避免高盐摄入，而且应避免过度低盐摄入来降低死亡率和 CVD 的进展。

对于 DKD 患者，建议将膳食蛋白质维持在 0.8g/(kg·d) [36]。不建议膳食蛋白质摄入量低于每天推荐量，因为这样不会改变心血管风险 [36]。

吸烟与 CVD 风险有关。对 34 个队列 16 492 名糖尿病患者和 188 897 名非糖尿病患者的 Meta 分析显示，戒烟可使心血管风险降低 19%[68]。因此，建议戒烟以预防 CVD 风险。

过量饮酒与肝病、癌症和自杀等相关 [69]。一项纳入 16 351 名有 CVD 病史患者的 Meta 分析显示，饮酒量与心血管死亡率呈 J 形关系，在 5～10g/d（饮酒量）范围内相关性最大，约 26g/d 时 CVD 死亡率显著上升 [70]。然而，一项纳入 6259 名年龄≥25 岁成人的澳大利亚人口代表性研究显示，在调整年龄、性别和基线肾功能后，饮酒量≥30g/d 与蛋白尿风险增加相关（OR=1.59，95%CI 1.07～2.36），但与饮酒量＜10g/d 相比，30g/d 可降低 eGFR＜60ml/(min·1.73m^2) 的风险（OR=0.59，95%CI 0.37～0.95）[71]。在另一项来自美国社区包含 4343 名老年人（年龄≥65 岁）的队列研究中，饮酒与肾功能下降不相关 [72]。因此，少量或适量饮酒可能保护肾功能，降低 CVD 的进展。

8. CVD 的管理

CKD 患者普遍存在 CVD 并发症。KDIGO 于 2011 年发布了一份关于 CKD 患者 CVD 的会议记录和建议的报道[73]。报道中描述了 CKD 患者心血管疾病的流行病学、病理学、诊断、预防和治疗，包括冠状动脉疾病、心肌梗死、充血性心力衰竭、脑血管疾病、心房颤动、外周动脉疾病和心脏性猝死等疾病[73]。未来应通过更多的试验来确定 CVD 预防、诊断和管理的优化策略。

五、结论

DKD 的发生与 CVD 的发展密切相关。然而，糖尿病和 CKD 患者 CVD 风险升高的机制有待进一步研究，对糖尿病和 CKD 患者的管理应更加谨慎和全面，以预防和控制 CVD 的发展。

参考文献

[1] Grundy SM, Benjamin IJ, Burke GL, Chait A, Eckel RH, Howard BV, et al. Diabetes and cardiovascular disease: a statement for healthcare professionals from the American Heart Association. Circulation. 1999;100(10):1134–46.

[2] Rao Kondapally Seshasai S, Kaptoge S, Thompson A, Di Angelantonio E, Gao P, Sarwar N, et al. Diabetes mellitus, fasting glucose, and risk of cause-specific death. N Engl J Med. 2011;364(9):829–41.

[3] Sarnak MJ, Levey AS, Schoolwerth AC, Coresh J, Culleton B, Hamm LL, et al. Kidney disease as a risk factor for development of cardiovascular disease: a statement from the American Heart Association Councils on Kidney in Cardiovascular Disease, High Blood Pressure Research, Clinical Cardiology, and Epidemiology and Prevention. Circulation. 2003;108(17):2154–69.

[4] Eriksen BO, Ingebretsen OC. The progression of chronic kidney disease: a 10-year population-based study of the effects of gender and age. Kidney Int. 2006;69(2):375–82.

[5] Groop PH, Thomas MC, Moran JL, Waden J, Thorn LM, Makinen VP, et al. The presence and severity of chronic kidney disease predicts all-cause mortality in type 1 diabetes. Diabetes. 2009;58(7):1651–8.

[6] Orchard TJ, Secrest AM, Miller RG, Costacou T. In the absence of renal disease, 20 year mortality risk in type 1 diabetes is comparable to that of the general population: a report from the Pittsburgh Epidemiology of Diabetes Complications Study. Diabetologia. 2010;53(11):2312–9.

[7] Afkarian M, Sachs MC, Kestenbaum B, Hirsch IB, Tuttle KR, Himmelfarb J, et al. Kidney disease and increased mortality risk in type 2 diabetes. J Am Soc Nephrol. 2013;24(2):302–8.

[8] Wada T, Haneda M, Furuichi K, Babazono T, Yokoyama H, Iseki K, et al. Clinical impact of albuminuria and glomerular filtration rate on renal and cardiovascular events, and all-cause mortality in Japanese patients with type 2 diabetes. Clin Exp Nephrol. 2014;18(4):613–20.

[9] Toyama T, Furuichi K, Ninomiya T, Shimizu M, Hara A, Iwata Y, et al. The impacts of albuminuria and low eGFR on the risk of cardiovascular death, all-cause mortality, and renal events in diabetic patients: meta-analysis. PLoS One. 2013;8(8):e71810.

[10] Yokoyama H, Oishi M, Kawai K, Sone H. Reduced GFR and microalbuminuria are independently associated with prevalent cardiovascular disease in Type 2 diabetes: JDDM study 16. Diabet Med. 2008;25(12):1426–32.

[11] Ninomiya T, Perkovic V, de Galan BE, Zoungas S, Pillai A, Jardine M, et al. Albuminuria and kidney function independently predict cardiovascular and renal outcomes in diabetes. J Am Soc Nephrol. 2009;20(8):1813–21.

[12] Longenecker JC, Coresh J, Powe NR, Levey AS, Fink NE, Martin A, et al. Traditional cardiovascular disease risk factors in dialysis patients compared with the general population: the CHOICE Study. J Am Soc Nephrol. 2002;13(7):1918–27.

[13] Kovesdy CP, Anderson JE. Reverse epidemiology in patients with chronic kidney disease who are not yet on dialysis. Semin Dial. 2007;20(6):566–9.

[14] Kendrick J, Kestenbaum B, Chonchol M. Phosphate and cardiovascular disease. Adv Chronic Kidney Dis. 2011;18(2):113–9.

[15] Liabeuf S, Lenglet A, Desjardins L, Neirynck N, Glorieux G, Lemke HD, et al. Plasma beta-2 microglobulin is associated with cardiovascular disease in uremic patients. Kidney Int. 2012;82(12):1297–303.

[16] Chiu CA, Lu LF, Yu TH, Hung WC, Chung FM, Tsai IT, et al. Increased levels of total P-Cresylsulphate and indoxyl sulphate are associated with coronary artery disease in patients with diabetic nephropathy. Rev Diabet Stud. 2010;7(4):275–84.

[17] Shoji T, Emoto M, Shinohara K, Kakiya R, Tsujimoto Y, Kishimoto H, et al. Diabetes mellitus, aortic stiffness, and

cardiovascular mortality in end-stage renal disease. J Am Soc Nephrol. 2001;12(10):2117–24.

[18] Kimoto E, Shoji T, Shinohara K, Hatsuda S, Mori K, Fukumoto S, et al. Regional arterial stiffness in patients with type 2 diabetes and chronic kidney disease. J Am Soc Nephrol. 2006;17(8):2245–52.

[19] Vlagopoulos PT, Tighiouart H, Weiner DE, Griffith J, Pettitt D, Salem DN, et al. Anemia as a risk factor for cardiovascular disease and all-cause mortality in diabetes: the impact of chronic kidney disease. J Am Soc Nephrol. 2005;16(11):3403–10.

[20] Menon V, Greene T, Wang X, Pereira AA, Marcovina SM, Beck GJ, et al. C-reactive protein and albumin as predictors of all-cause and cardiovascular mortality in chronic kidney disease. Kidney Int. 2005;68(2):766–72.

[21] Stehouwer CD, Smulders YM. Microalbuminuria and risk for cardiovascular disease: analysis of potential mechanisms. J Am Soc Nephrol. 2006;17(8):2106–11.

[22] Carr ME. Diabetes mellitus: a hypercoagulable state. J Diabetes Complications. 2001;15(1):44–54.

[23] Wang AY, Wang M, Woo J, Lam CW, Li PK, Lui SF, et al. Cardiac valve calcification as an important predictor for all-cause mortality and cardiovascular mortality in long-term peritoneal dialysis patients: a prospective study. J Am Soc Nephrol. 2003;14(1):159–68.

[24] Asselbergs FW, Mozaffarian D, Katz R, Kestenbaum B, Fried LF, Gottdiener JS, et al. Association of renal function with cardiac calcifications in older adults: the cardiovascular health study. Nephrol Dial Transplant. 2009;24(3):834–40.

[25] Katz R, Wong ND, Kronmal R, Takasu J, Shavelle DM, Probstfield JL, et al. Features of the metabolic syndrome and diabetes mellitus as predictors of aortic valve calcification in the Multi-Ethnic Study of Atherosclerosis. Circulation. 2006;113(17):2113–9.

[26] Merjanian R, Budoff M, Adler S, Berman N, Mehrotra R. Coronary artery, aortic wall, and valvular calcification in nondialyzed individuals with type 2 diabetes and renal disease. Kidney Int. 2003;64(1):263–71.

[27] Ceriello A, Motz E. Is oxidative stress the pathogenic mechanism underlying insulin resistance, diabetes, and cardiovascular disease? The common soil hypothesis revisited. Arterioscler Thromb Vasc Biol. 2004;24(5):816–23.

[28] Eckel RH, Wassef M, Chait A, Sobel B, Barrett E, King G, et al. Prevention conference VI: diabetes and cardiovascular disease: writing group II: pathogenesis of atherosclerosis in diabetes. Circulation. 2002;105(18):e138–43.

[29] Himmelfarb J, Stenvinkel P, Ikizler TA, Hakim RM. The elephant in uremia: oxidant stress as a unifying concept of cardiovascular disease in uremia. Kidney Int. 2002;62(5):1524–38.

[30] Bangalore S, Kumar S, Lobach I, Messerli FH. Blood pressure targets in subjects with type 2 diabetes mellitus/impaired fasting glucose: observations from traditional and bayesian random-effects meta-analyses of randomized trials. Circulation. 2011;123(24):2799–810.

[31] Jimbo R, Shimosawa T. Cardiovascular risk factors and chronic kidney disease-FGF23: a key molecule in the cardiovascular disease. Int J Hypertens. 2014;2014:381082.

[32] de Groot K, Bahlmann FH, Sowa J, Koenig J, Menne J, Haller H, et al. Uremia causes endothelial progenitor cell deficiency. Kidney Int. 2004;66(2):641–6.

[33] Gerstein HC, Mann JF, Yi Q, Zinman B, Dinneen SF, Hoogwerf B, et al. Albuminuria and risk of cardiovascular events, death, and heart failure in diabetic and nondiabetic individuals. JAMA. 2001;286(4):421–6.

[34] Wanner C, Krane V, Marz W, Olschewski M, Mann JF, Ruf G, et al. Atorvastatin in patients with type 2 diabetes mellitus undergoing hemodialysis. N Engl J Med. 2005;353(3):238–48.

[35] Sozio SM, Armstrong PA, Coresh J, Jaar BG, Fink NE, Plantinga LC, et al. Cerebrovascular disease incidence, characteristics, and outcomes in patients initiating dialysis: the choices for healthy outcomes in caring for ESRD (CHOICE) study. Am J Kidney Dis. 2009;54(3):468–77.

[36] American Diabetes Association. Standards of medical care in diabetes-2020. Diabetes Care. 2020;43(Suppl 1):S1–S212.

[37] Handelsman Y, Bloomgarden ZT, Grunberger G, Umpierrez G, Zimmerman RS, Bailey TS, et al. American association of clinical endocrinologists and American college of endocrinology—clinical practice guidelines for developing a diabetes mellitus comprehensive care plan—2015. Endocr Pract. 2015;21(Suppl 1):1–87.

[38] Kidney Disease: Improving Global Outcomes (KDIGO) Blood Pressure Work Group. KDIGO clinical practice guideline for the management of blood pressure in chronic kidney disease. Kidney Int Suppl. 2012;2:337–414.

[39] National Kidney Foundation. KDOQI Clinical Practice Guideline for Diabetes and CKD: 2012 Update. Am J Kidney Dis. 2012;60(5):850–86.

[40] Jellinger PS, Handelsman Y, Rosenblit PD, Bloomgarden ZT, Fonseca VA, Garber AJ, et al. American Association of Clinical Endocrinologists and American College of Endocrinology guidelines for management of dyslipidemia and prevention of cardiovascular disease. Endocr Pract. 2017;23(Suppl 2):1–87.

[41] Tonelli M, Wanner C. Lipid management in chronic kidney disease: synopsis of the Kidney Disease: Improving Global Outcomes 2013 clinical practice guideline. Ann Intern Med. 2014;160(3):182.

[42] Grundy SM, Stone NJ, Bailey AL, Beam C, Birtcher KK, Blumenthal RS, et al. 2018 AHA/ACC/AACVPR/AAPA/ABC/ACPM/ADA/AGS/APhA/ASPC/NLA/PCNA guideline on the management of blood cholesterol: executive summary: a report of the American College of Cardiology/American Heart Association Task Force on Clinical Practice Guidelines. Circulation. 2019;139(25):e1046–e81.

[43] WHO. Creating an enabling environment for population–based salt reduction strategies. 2010. p. 4–34.

[44] Nathan DM, Genuth S, Lachin J, Cleary P, Crofford O, Davis M, et al. The effect of intensive treatment of diabetes on the development and progression of long-term complications in insulin-dependent diabetes mellitus. N Engl J Med. 1993;329(14):977–86.

[45] Gaede P, Vedel P, Larsen N, Jensen GV, Parving HH, Pedersen O. Multifactorial intervention and cardiovascular disease in patients with type 2 diabetes. N Engl J Med. 2003;348(5):383–93.

[46] Araki S, Haneda M, Sugimoto T, Isono M, Isshiki K, Kashiwagi A, et al. Factors associated with frequent remission of microalbuminuria in patients with type 2

diabetes. Diabetes. 2005;54(10):2983–7.

[47] Araki S, Haneda M, Koya D, Hidaka H, Sugimoto T, Isono M, et al. Reduction in microalbuminuria as an integrated indicator for renal and cardiovascular risk reduction in patients with type 2 diabetes. Diabetes. 2007;56(6):1727–30.

[48] Zinman B, Wanner C, Lachin JM, Fitchett D, Bluhmki E, Hantel S, et al. Empagliflozin, cardiovascular outcomes, and mortality in type 2 diabetes. N Engl J Med. 2015;373(22):2117–28.

[49] Wanner C, Lachin JM, Inzucchi SE, Fitchett D, Mattheus M, George J, et al. Empagliflozin and clinical outcomes in patients with type 2 diabetes mellitus, established cardiovascular disease, and chronic kidney disease. Circulation. 2018;137(2):119–29.

[50] Neuen BL, Ohkuma T, Neal B, Matthews DR, de Zeeuw D, Mahaffey KW, et al. Cardiovascular and renal outcomes with canagliflozin according to baseline kidney function. Circulation. 2018;138(15):1537–50.

[51] Perkovic V, Jardine MJ, Neal B, Bompoint S, Heerspink HJL, Charytan DM, et al. Canagliflozin and renal outcomes in type 2 diabetes and nephropathy. N Engl J Med. 2019;380(24):2295–306.

[52] Marso SP, Daniels GH, Brown-Frandsen K, Kristensen P, Mann JF, Nauck MA, et al. Liraglutide and cardiovascular outcomes in type 2 diabetes. N Engl J Med. 2016; 375(4): 311–22.

[53] Mann JFE, Fonseca V, Mosenzon O, Raz I, Goldman B, Idorn T, et al. Effects of liraglutide versus placebo on cardiovascular events in patients with type 2 diabetes mellitus and chronic kidney disease. Circulation. 2018;138(25):2908–18.

[54] Adler AI, Stratton IM, Neil HA, Yudkin JS, Matthews DR, Cull CA, et al. Association of systolic blood pressure with macrovascular and microvascular complications of type 2 diabetes (UKPDS 36): prospective observational study. BMJ. 2000;321(7258):412–9.

[55] Pohl MA, Blumenthal S, Cordonnier DJ, De Alvaro F, Deferrari G, Eisner G, et al. Independent and additive impact of blood pressure control and angiotensin II receptor blockade on renal outcomes in the irbesartan diabetic nephropathy trial: clinical implications and limitations. J Am Soc Nephrol. 2005;16(10):3027–37.

[56] Cushman WC, Evans GW, Byington RP, Goff DC Jr, Grimm RH Jr, Cutler JA, et al. Effects of intensive blood-pressure control in type 2 diabetes mellitus. N Engl J Med. 2010;362(17):1575–85.

[57] Chen SC, Tseng CH. Dyslipidemia, kidney disease, and cardiovascular disease in diabetic patients. Rev Diabet Stud. 2013;10(2–3):88–100.

[58] Muntner P, He J, Astor BC, Folsom AR, Coresh J. Traditional and nontraditional risk factors predict coronary heart disease in chronic kidney disease: results from the atherosclerosis risk in communities study. J Am Soc Nephrol. 2005;16(2):529–38.

[59] Shoji T, Masakane I, Watanabe Y, Iseki K, Tsubakihara Y. Elevated non-high-density lipoprotein cholesterol (non-HDL-C) predicts atherosclerotic cardiovascular events in hemodialysis patients. Clin J Am Soc Nephrol. 2011;6(5):1112–20.

[60] Colhoun HM, Betteridge DJ, Durrington PN, Hitman GA, Neil HA, Livingstone SJ, et al. Effects of atorvastatin on kidney outcomes and cardiovascular disease in patients with diabetes: an analysis from the Collaborative Atorvastatin Diabetes Study (CARDS). Am J Kidney Dis. 2009;54(5):810–9.

[61] Baigent C, Landray MJ, Reith C, Emberson J, Wheeler DC, Tomson C, et al. The effects of lowering LDL cholesterol with simvastatin plus ezetimibe in patients with chronic kidney disease (Study of Heart and Renal Protection): a randomised placebo-controlled trial. Lancet. 2011;377(9784):2181–92.

[62] Fellstrom BC, Jardine AG, Schmieder RE, Holdaas H, Bannister K, Beutler J, et al. Rosuvastatin and cardiovascular events in patients undergoing hemodialysis. N Engl J Med. 2009;360(14):1395–407.

[63] Shepherd J, Kastelein JJ, Bittner V, Deedwania P, Breazna A, Dobson S, et al. Intensive lipid lowering with atorvastatin in patients with coronary heart disease and chronic kidney disease: the TNT (Treating to New Targets) study. J Am Coll Cardiol. 2008;51(15):1448–54.

[64] Koren MJ, Davidson MH, Wilson DJ, Fayyad RS, Zuckerman A, Reed DP. Focused atorvastatin therapy in managed-care patients with coronary heart disease and CKD. Am J Kidney Dis. 2009;53(5):741–50.

[65] Nakamura H, Mizuno K, Ohashi Y, Yoshida T, Hirao K, Uchida Y. Pravastatin and cardiovascular risk in moderate chronic kidney disease. Atherosclerosis. 2009;206(2):512–7.

[66] Strazzullo P, D'Elia L, Kandala NB, Cappuccio FP. Salt intake, stroke, and cardiovascular disease: meta-analysis of prospective studies. BMJ. 2009;339:b4567.

[67] Thomas MC, Moran J, Forsblom C, Harjutsalo V, Thorn L, Ahola A, et al. The association between dietary sodium intake, ESRD, and all-cause mortality in patients with type 1 diabetes. Diabetes Care. 2011;34(4):861–6.

[68] Kengne AP, Nakamura K, Barzi F, Lam TH, Huxley R, Gu D, et al. Smoking, diabetes and cardiovascular diseases in men in the Asia Pacific region. J Diabetes. 2009;1(3):173–81.

[69] Thun MJ, Peto R, Lopez AD, Monaco JH, Henley SJ, Heath CW Jr, et al. Alcohol consumption and mortality among middle-aged and elderly U.S. adults. N Engl J Med. 1997;337(24):1705–14.

[70] Costanzo S, Di Castelnuovo A, Donati MB, Iacoviello L, de Gaetano G. Alcohol consumption and mortality in patients with cardiovascular disease: a meta-analysis. J Am Coll Cardiol. 2010;55(13):1339–47.

[71] White SL, Polkinghorne KR, Cass A, Shaw JE, Atkins RC, Chadban SJ. Alcohol consumption and 5-year onset of chronic kidney disease: the AusDiab study. Nephrol Dial Transplant. 2009;24(8):2464–72.

[72] Menon V, Katz R, Mukamal K, Kestenbaum B, de Boer IH, Siscovick DS, et al. Alcohol consumption and kidney function decline in the elderly: alcohol and kidney disease. Nephrol Dial Transplant. 2010;25(10):3301–7.

[73] Herzog CA, Asinger RW, Berger AK, Charytan DM, Diez J, Hart RG, et al. Cardiovascular disease in chronic kidney disease. A clinical update from Kidney Disease: Improving Global Outcomes (KDIGO). Kidney Int. 2011;80(6):572–86.

糖尿病肾脏疾病的潜在标志物
Possible Biomarkers for Diabetic Kidney Disease

Yukio Yuzawa　Daijo Inaguma　著
苗新宇　译

第 4 章

一、概述

糖尿病的患病率在全球范围内持续增加，包括日本在内的西太平洋地区的患病率最高。由于 DKD 需要进行透析的患者数量持续增加，因此需要努力阻止 DKD 的进展。在这种情况下，除了现有的 DKD 生物标志物外，迫切需要开发新的 DKD 生物标志物，用于疾病的各个阶段，从早期诊断、特异性检测到预测疾病预后和评估治疗反应。

本文中，我们描述了使用先前报道的分析方法建立的生物标志物，并报道了探索性标志物和用于开发新生物标志物的组学分析结果。

二、目前通过先前报道的分析方法建立的生物标志物

DKD 的多种生物标志物已被描述和验证，如尿液和血清生物标志物[1]（表 4-1）。

（一）尿生物标志物

1. 尿白蛋白

在 DKD 早期，血管内皮生长因子（vascular endothelial growth factor，VEGF）-A 促进肾小球内皮细胞增殖，导致毛细血管扩张，从而致肾小球肥大[2]。肾小球上皮细胞损伤的发生最终发展为肾小球硬化。与之类似，高血糖、晚期糖基化终末产物、缺氧、炎症和氧化应激均被报道可导致肾小管疾病[3]。

生理条件下，肾小球滤过的白蛋白在肾小管中被重吸收，尿白蛋白 / 肌酐的检测水平为 20mg/g 或更低。然而，在 DKD 早期，肾小管损伤和肾小球损伤会导致尿白蛋白排泄增加，这种增加在临床上被

表 4-1　**DKD 发生和进展的经典标志物特征**

	标志物		标　本	特　征
肾小球损伤标志物	白蛋白		尿	• 微量蛋白尿阶段的尿白蛋白水平可用于预测终末期肾衰竭，但由于数据的变异性较大，对于 DKD 的特异性较低 • 在自发缓解和微量蛋白尿阶段 Δ AER $\neq$ Δ GFR
	Ⅳ型胶原		尿	• 从 DKD 的早期阶段即可观察到，与组织变化一致
	血浆铜蓝蛋白		尿	• 尿液排泄增加早于蛋白尿的出现
	GFR			• 反映肾功能最佳指标。目前还没有准确的方法来估算正常范围内高限的 GFR 水平
肾小管损伤标志物	NGAL		尿	• 尿液排泄增加早于蛋白尿的出现
	α_1-MG		尿	• 测量相对便宜
	KIM-1		尿	• 尿排泄增加，即使在早期 DKD 肾小球高滤过的情况下
	L-FABP		尿	• 测试由保险公司承保，保险公司允许其在临床环境中广泛使用。在尿白蛋白水平正常的糖尿病患者中观察到尿排泄增加
	血管紧张素原		尿	• 在尿白蛋白水平正常的糖尿病患者中观察到尿中排泄量增加
	胱抑素 C		尿	• 在临床中用作早期肾功能障碍的标志，由于它不受肌肉质量、年龄或性别的影响
	NAG		尿	• 临床上常用于鉴别肾病
炎症标志物	炎症因子	IL-6	血 / 尿	• DKD 发病前或 DKD 早期血清水平和尿液排泄增加
		IL-8	血 / 尿	
		IL-18	血 / 尿	
		IP-10	血 / 尿	
		TNF-α	血 / 尿	
		TNF-α 受体	血	
	生长因子	TGF-β	尿	• 治疗可导致尿排泄量减少
		CTGF	血 / 尿	• 与尿白蛋白排泄量和 GFR 有关，与终末期肾衰竭和死亡率相关
	黏附因子	ICAM-1	血	• 与蛋白尿或微量蛋白尿的发生有关
		VCAM-1	血	
	胎球蛋白 -A		血 / 尿	• 与蛋白尿和 GFR 的降低有关
	可溶性 CD40 配体		血 / 尿	• 水平升高早于 sDKD 出现
	人 α_1 酸性糖蛋白		尿	• 尿排泄增加，在糖尿病患者正常尿白蛋白阶段

（续表）

	标志物	标　本	特　征
氧化应激指标	8-OHdG	尿	• 与 DKD 进展相关
	戊糖素	血	• 与微血管病变有关
	尿酸	血	• 可以作为治疗目标，有必要根据尿酸水平评估对肾脏疾病结局的干预性研究

用作金标准标志物。一些观察性研究报道了尿白蛋白排泄量与肾小球滤过率降低的关系[4, 5]。20 世纪 80 年代上半叶，60%～80% 的尿中含有微量白蛋白的糖尿病患者在 6～14 年后出现明显的蛋白尿。然而，最近的研究发现有 21%～64% 的患者已经进入缓解期[6]。因此，尿白蛋白不能作为大部分 DKD 患者的预后预测指标。这些发现反映了肾素 – 血管紧张素系统抑制药的积极使用。

有报道称，约 30% 伴有肾功能不全的 2 型糖尿病患者没有蛋白尿[7]，并且在无蛋白尿的 2 型糖尿病患者的肾活检中观察到进行性肾小球硬化[8]。因此，至少在某些情况下，蛋白尿和肾功能下降并不一定相关。因此，有必要发现一种比蛋白尿更好的，可用于预测预后和治疗反应的标志物。

2. 肾小管损伤生物标志物

(1) 尿中性粒细胞明胶酶相关载脂蛋白：中性粒细胞明胶酶相关载脂蛋白（neutrophil gelatinose-associated lipocalin，NGAL）是一种从肾小管细胞释放到尿液中的小分子蛋白（25kDa）。该蛋白已被用作急性肾损伤的生物标志物[9-11]。在 DKD 患者中，在出现蛋白尿之前，它在尿液中的排泄量不断增加。据报道，NGAL 排泄和肾损伤分子（KIM）–1 同时增加与 DKD 病理进展相关[12]。

(2) 尿 α_1 微球蛋白：α_1 微球蛋白（MG）由肾小球滤过，并由近端肾小管重吸收和代谢。因此，其尿液中的排泄量随着肾小球细胞损伤而增加。几项对尿白蛋白水平正常的糖尿病患者进行的研究提出 α_1 微球蛋白可作为早期肾脏病的生物标志物[13, 14]。这项生物标志物的优势在于是一种相对经济的选择。

(3) 尿肾损伤分子 –1：尿肾损伤分子 –1（KIM-1）是一种位于近曲小管细胞的膜蛋白。它在肾小管细胞损伤时大量排泄，研究认为是急性肾损伤的生物标志物[15, 16]。据报道，尿液中 KIM-1 排泄量增加和 GFR 降低有关，甚至在肾小球高滤过的情况下 KIM-1 的排泄量更高，这反映了 DKD 早期的病理生理学改变[17, 18]。

(4) 尿 L 型脂肪酸结合蛋白：L 型脂肪酸结合蛋白（L-FABP）是存在于近端管状细胞质中的载体蛋白，被作为肾小管损伤同时伴有急性肾损伤的生物标志物[19]，也可以作为慢性肾脏疾病患者进展为终末期肾衰竭和心血管疾病的预测因子。在日本，由于 L-FABP 检测纳入医保报销范围，使其成为常用的临床指标。与上述生物标志物一样，L-FABP 在糖尿病尿白蛋白正常的患者中尿液排泄量较高，报道认为它与 DKD 进展相关 [20, 21]。

(5) 尿血管紧张素原：尿血管紧张素原反映肾脏肾素 – 血管紧张素系统的激活。据报道，在尿白蛋白水平正常的糖尿病患者中，尿血管紧张素原大量增加 [22]。

(6) 尿胱抑素 C：胱抑素 C（CysC）是一种低分子量蛋白，由全身有核细胞产生。它经肾小球滤过后，在肾小管中被重新吸收。尿 CysC 是早期肾脏病的生物标志物。据报道，其与肾功能下降同步 [23, 24]。血清 CysC 不受肌肉量、年龄或性别的影响，在临床上用作早期肾功能障碍的标志物。

(7) 尿 N– 乙酰氨基葡萄糖苷酶：N– 乙酰氨基葡萄糖苷酶（NAG）是一种存在于近端肾小管的酶，是用于识别肾小管损伤的生物标志物 [25]。临床上，NAG 常用于鉴别肾脏病患者。糖尿病控制和并发症试验中的受试者 1 型糖尿病患者，在基线检查时显示尿 NAG 升高。随访 9 年，尿 NAG 升高被证实是蛋白尿的独立危险因素 [26]。

3. 肾小球损伤生物标志物

(1) 尿 IV 型胶原：IV 型胶原是肾小球基底膜和系膜基质的组成部分。在 DKD 早期，尿液中 IV 型胶原的排泄增加，反映了与组织改变一致的肾小球结构改变 [27]。尿液中胶原的排泄对 DKD 具有较高的特异性，可用于鉴别 DKD 与其他形式的肾脏病。

(2) 尿铜蓝蛋白：铜蓝蛋白是一种转运铜的血清蛋白。由于铜蓝蛋白带负电，它通常不被肾小球滤过。因此，它被用作肾小球疾病的生物标志物。据报道，其在尿液中排泄增加早于蛋白尿的出现 [28]。

(3) 其他：其他可能作为早期 DKD 生物标志物的尿液成分，如转铁蛋白、IgG、层粘连蛋白、黏多糖和载脂蛋白型前列腺素 D 合酶。

（二）尿液和血清炎症标志物

1. 炎性因子

多种因素被证明促进 DKD 的进展 [29]。慢性炎症就是诸多因素之一，所有炎症细胞因子都可以作为 DKD 的生物标志物。研究表明，血清白介素（IL）-6 水平随着尿液中白蛋白排泄量的增加而升高 [30]。据报道，1 型糖尿病患者尿液中 IL-6、IL-8、单核细胞趋化蛋白（monocyte chemoattractant protein，MCP）-1 和干扰素诱导蛋白（IP-10）基线水平在早期肾损害中即有升高 [31]。

血清 IL-18 水平从 DKD 早期开始升高，并已有研究报道其与心血管死亡相关 [32, 33]。

血清和尿液的肿瘤坏死因子 TNF-α 从 DKD 早期开始升高 [34]，但血清 TNF-α 受体更能反映肾脏病的病理生理学改变 [35]。

2. 生长因子

转化生长因子（TGF）-β 调节细胞增殖和分化，是维持生理稳态的重要细胞因子之一。DKD 患者尿 TGF-β 水平升高[36]。最近针对 2 型糖尿病患者的研究表明，使用血管紧张素转化酶抑制药或维生素 D 可降低尿 TGF-β 水平[37]。

与 TGF 类似，结缔组织生长因子（CTGF）亦在机体中发挥重要作用。尿 CTGF 水平与尿中白蛋白的排泄量密切相关[38]。据报道，在 1 型糖尿病患者中，尿 CTGF 与蛋白尿和 GFR 均相关[39]，而 1 型糖尿病患者的血清 CTGF 水平与终末期肾衰竭或死亡率相关[40]。

3. 黏附分子

研究发现血清细胞间黏附分子（ICAM）-1 水平升高与蛋白尿或尿液中微量白蛋白的出现相关[41]。血清血管细胞黏附蛋白（VCAM）-1 和选择素与 DKD 的病理生理改变有关[42]，但由于研究结果尚不一致，不能确定应用这些分子评估 DKD。

4. 其他因素

胎球蛋白 A 是一种由肝脏分泌的血管钙化抑制剂，随着肾功能恶化，其血清水平降低。在对 2 型糖尿病患者尿液样本使用凝集素微阵列的研究中，Inoue 等发现胎球蛋白 A 可作为微量蛋白尿和 GFR 降低的标志物[43]。

CD40 配体在 B 细胞、抗原呈递细胞和血管内皮细胞中表达。可溶性 CD40 配体在血小板活化过程中释放，可作为急性冠脉综合征的标志物。研究发现血清可溶性 CD40 配体在肾病发病前升高[44]。

人 α1 酸性糖蛋白是一种急性反应物，在肾病综合征患者的尿液中大量存在，其可提示糖尿病患者尿白蛋白水平处于从正常到升高的转变[45]。

（三）血清和尿液氧化应激生物标志物

无论 1 型、2 型糖尿病患者均存在血清活性氧（如氧化的低密度脂蛋白）水平升高，抗氧化物质（如超氧化物歧化酶、抗氧化维生素和胆红素）水平降低[46, 47]。尿 8- 氧代 -7, 8- 二氢 -2′ - 脱氧鸟苷（8-OHdG）常被用作氧化应激标志物。报道显示，尿 8-OHdG 大量升高的患者存在 DKD 的进展[48]，但也有研究显示两者没有关联。因此，尚未确定该分子可用于评估 DKD。戊糖素是氧化应激的血清标志物，有研究证实它是 2 型糖尿病患者微血管病变的独立标志物[49]。尿酸通过提高氧化应激水平和刺激肾素 - 血管紧张素系统促进糖尿病并发症的进展[50]。因此，该标志物可用于评估 DKD 的病理生理学改变和治疗靶点。

（四）新生物标志物的开发

1. 全面生物标志物的开发中的整合组学分析

应用代谢组学分析方法，人体内代谢物的数量估计为 3000～8000。这一数字远小于人体内其他组学的大致数量（基因组学 22 000，转录组学 100 000，蛋白质组学 100 万）。

然而，由于这些代谢物具有不同的化学和物理性质，因此没有确定的方法可用于同时分析这些代谢物，如几乎不可能在一次分析中同时测量亲水性代谢物（如有机酸和核酸碱）和疏水性代谢物（如脂肪酸和磷脂）。此外，由于代谢物数量可能近似 $10^7 \sim 10^9$，使得代谢物分析的可能性更小。因此，目前对代谢物的分析首先集中在同类代谢物组。

2. 组学分析在 DKD 尿生物标志物开发中的应用（表 4-2）

(1) 蛋白质组学分析：Steno 糖尿病中心报道了使用毛细管电泳结合质谱进行尿液蛋白质组学分析的结果，具有高度可重复性。通过 40 种尿液多肽面板，他们可以区分健康人和糖尿病患者。此外，增加到 65 种肽，他们还可以从微量蛋白尿期进展到显性蛋白尿期（至少需要 3 年）时识别 DKD。肽类中许多是 1 型片段[51]。此外，在出现蛋白尿之前，尿液对 65 种肽中某些肽的排泄量会减少，这使得它们可能成为早期诊断 DKD 的候选标志物[52]。我们相信，使用先前报道的尿生物标志物和图 4-1 所示的面板进行蛋白质组学分析比较是非常重要的。

表 4-2　从组学分析获得的 DKD 候选生物标志物

组学分析	代谢组	miRNA		整合组学分析
		增加	减少	
候选生物标志物分子	• 3- 吲哚酚硫酸 • 甘油磷脂 • 游离脂肪酸 • 色氨酸 • 尿酸 • 胆汁酸 • 有机阴离子转运体（OKT1、OKT3） • 线粒体代谢紊乱标志物（PGC1α）	• miRNA-377 • miRNA-192 • miRNA-216/217 • miRNA-144 • has-miR-453 • has-miR-221 • has-miR-524-5p • has-miR-188-3p	• miRNA-21 • miRNA-375 • has-miR-214 • has-miR-92b • has-miR-765 • has-miR-492 • has-miR-373 • has-miR-1913 • has-miR-638	MDM2（MDM2 原癌基因、E₃ 泛素蛋白连接酶）
参考文献	[46, 47]	[48, 49]		[51–53]

(2) 代谢组学分析：据报道，许多分子可作为 DKD 代谢组学分析的候选分子[53]。这些对于阐明 DKD 发病机制也很重要，它们有望成为额外的生物标志物。然而，确定它们的临床应用仍是未来研究的主题。

气相色谱法和质谱法联合进行的尿液代谢组学分析，使研究人员能够鉴定出 DKD 患者由于 OKT1、OKT3 和其他有机阴离子转运体的异常导致尿液中有机酸排泄量减少的情况[54]。我们还应用毛细管电泳 – 飞行时间质谱对各个疾病阶段采集的 DKD 患者血清和尿液样本进行了代谢组学分析。

我们对获得的所有峰值进行了统计分析。主成分分析结果显示，使用与血清有显著差异的所有峰

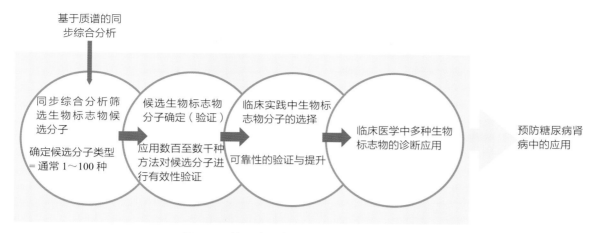

▲ 图 4-1 糖尿病肾病生物标志物的开发流程图

值，尽管Ⅰ期和Ⅱ期的分离尚不明确，但结果仍使我们确定，随着疾病的进展主成分显示所有样本点前移，提示我们可以从代谢组学数据推断疾病阶段[55]。我们所获得的尿液代谢物与蛋白尿和肾功能呈正相关或负相关，并且目前正在使用这些代谢物作为生物标志物，对未识别和已识别的峰值进行评估。

(3) miRNA：Yang 等证实，DKD 患者血液中某些 miRNA（miRNA-377、miRNA-192、miRNA-216/217、miRNA-144）增加，而其他一些 miRNA（miRNA-21、miRNA-375）减少[56]。但是，他们发现血中 miRNA 的改变与尿液中肾脏特异性的 miRNA 无相关性。Argyropoulos 等报道了尿液 miRNA 谱，该谱有望用于 1 型糖尿病患者肾脏病的早期诊断和预后预测[57]，这些数据可能有助于 DKD 尿液生物标志物的进一步开发。

3. 由日本卫生劳动和福利部（MHLW）/AMED 团队（代表：Takashi Wada）研究确定的探索性生物标志物

Wada 博士领导的团队于 2015 年制订了糖尿病肾病病理诊断指南，并提出了病理特征的定义和评分，阐明了糖尿病肾病病理特征与肾脏预后的关系[58]。

在生物标志物小组委员会的会议上，包括国内批准的已知标志物（L-FABP）在内的血液和尿液中生物标志物被提议作为探索性标志物（图 4-2）。该团队通过分析这些生物标志物的特征并构建面板来评估其效用，并正在致力于开发一种将糖尿病肾病各个阶段的病理特征和生物标志物结合起来的诊断方法。

代谢组学分析已鉴定出血液（如天冬氨酸、SMDA、壬二酸、半乳糖二酸和色氨酸代谢物）和尿液（如 L-FABP、C- 巨蛋白和 WT-1）中的几种代谢物是糖尿病肾病早期诊断的生物标志物。

尿代谢物（X、Y 和 Z，正在申请专利）已被证实可诊断特定阶段的糖尿病肾病。

一些生物标志物可以预测糖尿病肾病患者的预后。这些标志物包括血液中的抗促红细胞生成素受体（EPOR）抗体和代谢物（如色氨酸代谢物），以及尿液中的 L-FABP、A- 巨蛋白、WT-1 和代谢物。

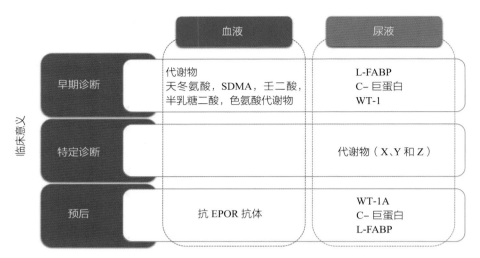

▲ 图 4-2　探索性糖尿病肾病生物标志物的临床意义

　　利用 Wada 团队收集的病理标本和尿液样本，分析这些生物标志物与糖尿病肾病病理特征的关系。分析结果显示了抗促红细胞生成素受体抗体与基质细胞浸润 / 间质纤维化、L-FABP 与间质纤维化、色氨酸代谢物与基质细胞浸润 / 完全淋巴结硬化之间的关系。

　　L-FABP 的检测已纳入医保报销范围。其他生物标志物的检测，包括代谢物（如天冬氨酸、SMDA、壬二酸和半乳糖二酸）、A- 巨蛋白、C- 巨蛋白、WT-1 和抗促红细胞生成素受体抗体，已获得专利。WT-1 和抗促红细胞生成素受体抗体正准备进入临床应用，包括其作为体外诊断剂的应用。

参考文献

[1] Macisaac RJ, Ekinci EI, Jerums G. Markers of and risk factors for the development and progression of diabetic kidney disease. Am J Kidney Dis. 2014;63(2 Suppl 2):S39–62.

[2] Hohenstein B, Hausknecht B, Boehmer K, Riess R, Brekken RA, Hugo CP. Local VEGF activity but not VEGF expression is tightly regulated during diabetic nephropathy in man. Kidney Int. 2006;69(9):1654–61.

[3] Vallon V, Komers R. Pathophysiology of the diabetic kidney. Compr Physiol. 2011;1(3):1175–232.

[4] Newman DJ, Mattock MB, Dawnay AB, Kerry S, McGuire A, Yaqoob M, Hitman GA, Hawke C. Systematic review on urine albumin testing for early detection of diabetic complications. Health Technol Assess. 2005;9(30):iii–vi, xiii–163.

[5] de Jong PE, Gansevoort RT. Albuminuria in non-primary renal disease: risk marker rather than risk factor. Nephrol Dial Transplant. 2010;25(3):656–8.

[6] Macisaac RJ, Jerums G. Diabetic kidney disease with and without albuminuria. Curr Opin Nephrol Hypertens. 2011;20(3):246–57.

[7] Kim SS, Song SH, Kim IJ, Kim WJ, Jeon YK, Kim BH, Kwak IS, Lee EK, Kim YK. Nonalbuminuric proteinuria as a biomarker for tubular damage in early development of nephropathy with type 2 diabetic patients. Diabetes Metab Res Rev. 2014;30(8):736–41.

[8] Budhiraja P, Thajudeen B, Popovtzer M. Absence of albuminuria in type 2 diabetics with classical diabetic nephropathy: clinical pathological study. JBiSE. 2013;6:20–5.

[9] Mishra J, Dent C, Tarabishi R, Mitsnefes MM, Ma Q, Kelly C, Ruff SM, Zahedi K, Shao M, Bean J, Mori K, Barasch J, Devarajan P. Neutrophil gelatinase-associated lipocalin (NGAL) as a biomarker for acute renal injury after cardiac surgery. Lancet. 2005;365(9466):1231–8.

[10] Wheeler DS, Devarajan P, Ma Q, Harmon K, Monaco M, Cvijanovich N, Wong HR. Serum neutrophil gelatinase-associated lipocalin (NGAL) as a marker of acute kidney injury in critically ill children with septic shock. Crit Care Med. 2008;36(4):1297–303.

[11] Constantin JM, Futier E, Perbet S, Roszyk L, Lautrette A, Gillart T, Guerin R, Jabaudon M, Souweine B, Bazin JE, Sapin V. Plasma neutrophil gelatinase-associated lipocalin is an early marker of acute kidney injury in adult critically ill patients: a prospective study. J Crit Care. 2010;25(1):176. e1–6.

[12] de Carvalho JA, Tatsch E, Hausen BS, Bollick YS, Moretto MB, Duarte T, Duarte MM, Londero SW, Premaor MO, Comim FV, Delanghe JR, Moresco RN. Urinary kidney injury molecule-1 and neutrophil gelatinase-associated lipocalin as indicators of tubular damage in normoalbuminuric patients with type 2 diabetes. Clin Biochem. 2016;49(3):232–6.

[13] Hong CY, Hughes K, Chia KS, Ng V, Ling SL. Urinary alpha1-microglobulin as a marker of nephropathy in type 2 diabetic Asian subjects in Singapore. Diabetes Care. 2003;26(2):338–42.

[14] Petrica L, Petrica M, Vlad A, Jianu DC, Gluhovschi G, Ianculescu C, Firescu C, Dumitrascu V, Giju S, Gluhovschi C, Bob F, Gadalean F, Ursoniu S, Velciov S, Bozdog G, Milas O. Proximal tubule dysfunction is dissociated from endothelial dysfunction in normoalbuminuric patients with type 2 diabetes mellitus: a cross-sectional study. Nephron Clin Pract. 2011;118(2):c155–64.

[15] Han WK, Bailly V, Abichandani R, Thadhani R, Bonventre JV. Kidney Injury Molecule-1 (KIM-1): a novel biomarker for human renal proximal tubule injury. Kidney Int. 2002;62(1):237–44.

[16] Shao X, Tian L, Xu W, Zhang Z, Wang C, Qi C, Ni Z, Mou S. Diagnostic value of urinary kidney injury molecule 1 for acute kidney injury: a meta-analysis. PLoS One. 2014;9(1):e84131. https://doi.org/10.1371/journal. pone.0084131.

[17] Bonventre JV. Kidney injury molecule-1 (KIM-1): a urinary biomarker and much more. Nephrol Dial Transplant. 2009;24(11):3265–8.

[18] Fu WJ, Xiong SL, Fang YG, Wen S, Chen ML, Deng RT, Zheng L, Wang SB, Pen LF, Wang Q. Urinary tubular biomarkers in short-term type 2 diabetes mellitus patients: a cross-sectional study. Endocrine. 2012;41(1):82–8.

[19] Kamijo-Ikemori A, Sugaya T, Obama A, Hiroi J, Miura H, Watanabe M, Kumai T, Ohtani-Kaneko R, Hirata K, Kimura K. Liver-type fatty acid-binding protein attenuates renal injury induced by unilateral ureteral obstruction. Am J Pathol. 2006;169(4):1107–17.

[20] Kamijo-Ikemori A, Sugaya T, Yasuda T, Kawata T, Ota A, Tatsunami S, Kaise R, Ishimitsu T, Tanaka Y, Kimura K. Clinical significance of urinary liver-type fatty acid-binding protein in diabetic nephropathy of type 2 diabetic patients. Diabetes Care. 2011;34(3):691–6.

[21] Nielsen SE, Sugaya T, Hovind P, Baba T, Parving HH, Rossing P. Urinary liver-type fatty acid-binding protein predicts progression to nephropathy in type 1 diabetic patients. Diabetes Care. 2010;33(6):1320–4.

[22] Saito T, Urushihara M, Kotani Y, Kagami S, Kobori H. Increased urinary angiotensinogen is precedent to increased urinary albumin in patients with type 1 diabetes. Am J Med Sci. 2009;338(6):478–80.

[23] Garg V, Kumar M, Mahapatra HS, Chitkara A, Gadpayle AK, Sekhar V. Novel urinary biomarkers in pre-diabetic nephropathy. Clin Exp Nephrol. 2015;19(5):895–900.

[24] Kim SS, Song SH, Kim IJ, Jeon YK, Kim BH, Kwak IS, Lee EK, Kim YK. Urinary cystatin C and tubular proteinuria predict progression of diabetic nephropathy. Diabetes Care. 2013;36(3):656–61.

[25] Parikh CR, Lu JC, Coca SG, Devarajan P. Tubular proteinuria in acute kidney injury: a critical evaluation of current status and future promise. Ann Clin Biochem. 2010;47(Pt 4):301–12.

[26] Kern EF, Erhard P, Sun W, Genuth S, Weiss MF. Early urinary markers of diabetic kidney disease: a nested case-control study from the Diabetes Control and Complications Trial (DCCT). Am J Kidney Dis. 2010;55(5):824–34.

[27] Okonogi H, Nishimura M, Utsunomiya Y, Hamaguchi K, Tsuchida H, Miura Y, Suzuki S, Kawamura T, Hosoya T, Yamada K. Urinary type IV collagen excretion reflects renal morphological alterations and type IV collagen expression in patients with type 2 diabetes mellitus. Clin Nephrol. 2001;55(5):357–64.

[28] Narita T, Sasaki H, Hosoba M, Miura T, Yoshioka N, Morii T, Shimotomai T, Koshimura J, Fujita H, Kakei M, Ito S. Parallel increase in urinary excretion rates of immunoglobulin G, ceruloplasmin, transferrin, and orosomucoid in normoalbuminuric type 2 diabetic patients. Diabetes Care. 2004;27(5):1176–81.

[29] Navarro-González JF, Mora-Fernández C, Muros de Fuentes M, García-Pérez J. Inflammatory molecules and pathways in the pathogenesis of diabetic nephropathy. Nat Rev Nephrol. 2011;7(6):327–40.

[30] Saraheimo M, Teppo AM, Forsblom C, Fagerudd J, Groop PH. Diabetic nephropathy is associated with low-grade inflammation in Type 1 diabetic patients. Diabetologia. 2003;46(10):1402–7.

[31] Wolkow PP, Niewczas MA, Perkins B, Ficociello LH, Lipinski B, Warram JH, Krolewski AS. Association of urinary inflammatory markers and renal decline in microalbuminuric type 1 diabetics. J Am Soc Nephrol. 2008;19(4):789–97.

[32] Moriwaki Y, Yamamoto T, Shibutani Y, Aoki E, Tsutsumi Z, Takahashi S, Okamura H, Koga M, Fukuchi M, Hada T. Elevated levels of interleukin-18 and tumor necrosis factor-alpha in serum of patients with type 2 diabetes mellitus: relationship with diabetic nephropathy. Metabolism. 2003;52(5):605–8.

[33] Szeto CC, Chow KM, Poon PY, Kwan BC, Li PK. Association of interleukin-18 promoter polymorphism and atherosclerotic diseases in Chinese patients with diabetic nephropathy. Nephrology (Carlton). 2009;14(6):606–12.

[34] Navarro JF, Mora C, Maca M, Garca J. Inflammatory parameters are independently associated with urinary albumin in type 2 diabetes mellitus. Am J Kidney Dis. 2003;42(1):53–61.

[35] Lopes-Virella MF, Baker NL, Hunt KJ, Cleary PA, Klein R, Virella G, DCCT/EDIC Research Group. Baseline markers of inflammation are associated with progression to macroalbuminuria in type 1 diabetic subjects. Diabetes Care. 2013;36(8):2317–23.

[36] Riojas MA, Villanueva-Vedia RE, Zamilpa R, Chen X, Du LC, Phelix CF, LeBaron RG. Prevalence of diabetes mellitus and correlation of urinary transforming growth factor-beta1 with blood hemoglobin A1C in the Atascosa Diabetes Study. Ethn Dis. 2008;18(2 Suppl 2):S2–54–59.

[37] Kim MJ, Frankel AH, Donaldson M, Darch SJ, Pusey CD, Hill PD, Mayr M, Tam FW. Oral cholecalciferol decreases albuminuria and urinary TGF-β1 in patients with type 2 diabetic nephropathy on established renin-angiotensin-aldosterone system inhibition. Kidney Int. 2011;80(8):851–60.

[38] Gilbert RE, Akdeniz A, Weitz S, Usinger WR, Molineaux C, Jones SE, Langham RG, Jerums G. Urinary connective tissue growth factor excretion in patients with type 1 diabetes and nephropathy. Diabetes Care. 2003;26(9):2632–6.

[39] Nguyen TQ, Tarnow L, Andersen S, Hovind P, Parving HH, Goldschmeding R, van Nieuwenhoven FA. Urinary connective tissue growth factor excretion correlates with clinical markers of renal disease in a large population of type 1 diabetic patients with diabetic nephropathy. Diabetes Care. 2006;29(1):83–8.

[40] Nguyen TQ, Tarnow L, Jorsal A, Oliver N, Roestenberg P, Ito Y, Parving HH, Rossing P, van Nieuwenhoven FA, Goldschmeding R. Plasma connective tissue growth factor is an independent predictor of end-stage renal disease and mortality in type 1 diabetic nephropathy. Diabetes Care. 2008;31(6):1177–82.

[41] Clausen P, Jacobsen P, Rossing K, Jensen JS, Parving HH, Feldt-Rasmussen B. Plasma concentrations of VCAM-1 and ICAM-1 are elevated in patients with Type 1 diabetes mellitus with microalbuminuria and overt nephropathy. Diabet Med. 2000;17(9):644–9.

[42] Rubio-Guerra AF, Vargas-Robles H, Lozano Nuevo JJ, Escalante-Acosta BA. Correlation between circulating adhesion molecule levels and albuminuria in type-2 diabetic hypertensive patients. Kidney Blood Press Res. 2009;32(2):106–9.

[43] Inoue K, Wada J, Eguchi J, Nakatsuka A, Teshigawara S, Murakami K, Ogawa D, Terami T, Katayama A, Tone A, Iseda I, Hida K, Yamada M, Ogawa T, Makino H. Urinary fetuin-A is a novel marker for diabetic nephropathy in type 2 diabetes identified by lectin microarray. PLoS One. 2013;8(10):e77118. https://doi.org/10.1371/journal.pone.0077118.

[44] Chiarelli F, Giannini C, Verrotti A, Mezzetti A, Mohn A. Increased concentrations of soluble CD40 ligand may help to identify type 1 diabetic adolescents and young adults at risk for developing persistent microalbuminuria. Diabetes Metab Res Rev. 2008;24(7):570–6.

[45] Jiang H, Guan G, Zhang R, Liu G, Liu H, Hou X, Cheng J. Increased urinary excretion of orosomucoid is a risk predictor of diabetic nephropathy. Nephrology (Carlton). 2009;14(3):332–7.

[46] Chang CM, Hsieh CJ, Huang JC, Huang IC. Acute and chronic fluctuations in blood glucose levels can increase oxidative stress in type 2 diabetes mellitus. Acta Diabetol. 2012;49(Suppl 1):S171–7.

[47] Whaley-Connell A, Sowers JR. Oxidative stress in the cardiorenal metabolic syndrome. Curr Hypertens Rep. 2012;14(4):360–5.

[48] Hinokio Y, Suzuki S, Hirai M, Suzuki C, Suzuki M, Toyota T. Urinary excretion of 8-oxo-7, 8-dihydro-2'-deoxyguanosine as a predictor of the development of diabetic nephropathy. Diabetologia. 2002;45(6):877–82.

[49] Kerkeni M, Saïdi A, Bouzidi H, Letaief A, Ben Yahia S, Hammami M. Pentosidine as a biomarker for microvascular complications in type 2 diabetic patients. Diab Vasc Dis Res. 2013;10(3):239–45.

[50] Lytvyn Y, Perkins BA, Cherney DZ. Uric acid as a biomarker and a therapeutic target in diabetes. Can J Diabetes. 2015;39(3):239–46.

[51] Rossing K, Mischak H, Dakna M, Zürbig P, Novak J, Julian BA, Good DM, Coon JJ, Tarnow L, Rossing P, Predictions Network. Urinary proteomics in diabetes and CKD. J Am Soc Nephrol. 2008;19:1283–90.

[52] Zürbig P, Jerums G, Hovind P, Macisaac RJ, Mischak H, Nielsen SE, Panagiotopoulos S, Persson F, Rossing P. Urinary proteomics for early diagnosis in diabetic nephropathy. Diabetes. 2012;61:3304–13.

[53] Weiss R, Kim K. Metabolomics in the study of kidney diseases. Nat Rev Nephrol. 2012;8:22–33.

[54] Sharma K, Karl B, Mathew AV, Gangoiti JA, Wassel CL, Saito R, Pu M, Sharma S, You YH, Wang L, Diamond-Stanic M, Lindenmeyer MT, Forsblom C, Wu W, Ix JH, Ideker T, Kopp JB, Nigam SK, Cohen CD, Groop PH, Barshop BA, Natarajan L, Nyhan WL, Naviaux RK. Metabolomics reveals signature of mitochondrial dysfunction in diabetic kidney disease. J Am Soc Nephrol. 2013;24(11):1901–12.

[55] Hirayama A, Nakashima E, Sugimoto M, Akiyama S, Sato W, Maruyama S, Matsuo S, Tomita M, Yuzawa Y, Soga T. Metabolic profiling reveals new serum biomarkers for differentiating diabetic nephropathy. Anal Bioanal Chem. 2012;404:3101–9.

[56] Yang Y, Xiao L, Li J, Kanwar YS, Liu F, Sun L. Urine miRNAs:potential biomarkers for monitoring progression of early stages of diabetic nephropathy. Med Hypotheses. 2013;81:274–8.

[57] Argyropoulos C, Wang K, McClarty S, Huang D, Bernardo J, Ellis D, Orchard T, Galas D, Johnson J. Urinary microRNA profiling in the nephropathy of type 1 diabetes. PLoS One. 2013;8:e54662.

[58] Furuichi K, Yuzawa Y, Shimizu M, Hara A, Toyama T, Kitamura H, Suzuki Y, Sato H, Uesugi N, Ubara Y, Hisano S, Ueda Y, Nishi S, Yokoyama H, Nishino T, Kohagura K, Ogawa D, Mise K, Shibagaki Y, Kimura K, Haneda M, Makino H, Matsuo S, Wada T. Nationwide multicentre kidney biopsy study of Japanese patients with type 2 diabetes. Nephrol Dial Transplant. 2017;33(1):138–48. https://doi.org/10.1093/ndt/gfw417.

第 5 章

糖尿病肾脏疾病患者的血压管理

Blood Pressure Management in Diabetic Kidney Disease

Naoki Kashihara **著**

杨 彦 **译**

一、概述

肾脏疾病患者发生脑卒中和 CVD 的风险增高，这一相关性在 ESKD 患者中多年前已被证实。慢性肾脏病概念的提出就是基于早期发现肾脏疾病的重要性，以帮助早期预防和治疗疾病。

2017 年和 2018 年，世界范围内重要的高血压指南被修订。日本最新的指南是日本高血压学会发布的降血压治疗指南 2019 版（JSH2019）[1] 和日本肾脏病学会发布的基于循证医学证据的 CKD 治疗指南 2018 版（CKD 治疗指南 2018）[2]。两者同一时间发布。在两个学会指南委员会召开的共识会议上，两套指南的主要推荐意见并没有冲突。因此，两者间能够保持高度一致（表 5-1）。

表 5-1　JSH2019 和 CKD 治疗指南 2018

JSH2019		CKD 治疗指南 2018	
糖尿病（+）	建议 BP 低于 130/80mmHg	合并糖尿病 CKD 所有 A 期分类	建议 BP 低于 130/80mmHg
糖尿病（−），无蛋白尿	建议 BP 低于 140/90mmHg	未合并糖尿病 CKD 所有 A 期分类	建议 BP 低于 140/90mmHg
蛋白尿	建议 BP 低于 130/80mmHg	A2 和 A3 期分类	建议 BP 低于 130/80mmHg

JSH2014 中定义的蛋白尿：尿蛋白 / 尿肌酐＞0.15g/gCr

CKD 诊断和治疗指南 2013，A2 期分类：尿蛋白 / 尿肌酐 0.15～0.49g/gCr；A3 期分类：尿蛋白 / 尿肌酐＞0.5g/gCr

BP. 血压；CKD. 慢性肾脏病；JSH2019. 日本高血压学会发布的降血压治疗指南 2019 版

DKD 是许多国家 ESKD 的主要原因，患者在疾病的早期阶段就已经有 CVD 的高危风险。

一般来说，出现微量蛋白尿是早期 DKD 的诊断指标。然而，比微量蛋白尿的界定下限更低时，CVD 的风险就已经增高。预防和治疗的一般原则：①严格控制血糖；②严格控制血压；③改善代谢异常，如脂代谢异常；④优化体重控制。如果给予了适当、有效的治疗，DKD 的发病和进展能够得到控制，甚至可以缓解和康复。早期诊断至关重要，因此微量尿白蛋白的检测十分关键。

二、CKD 治疗的基本策略

CKD（包括 DKD）的治疗目标是预防脑卒中和 CVD，以及减少 ESKD 发生。

CKD/DKD 降血压治疗的三个原则：①严格控制 24h 的血压；②合理选择降血压药物；③尽可能减少蛋白尿和蛋白尿。

了解 DKD 的病理生理学对给予恰当的降血压治疗具有重要意义。

三、DKD 的基本病理生理学

1. 肾脏微血流动力学变化

肾脏微血流动力学变化和代谢紊乱参与了 DKD 的发生进展。肾脏具备调节肾脏内血压和肾脏微血流动力学以维持平衡的能力。糖尿病患者的这种自我调节能力受损。肾小球内压升高（肾小球内高压）是其特征性变化。由于肾功能（肾小球滤过率，GFR）主要由肾小球内压决定，因此进一步导致 GFR 增高（高滤过）[3]。高滤过被认为是 DKD 发生和进展的主要机制（图 5-1）[4]。在 DKD 早期阶段，高滤过可被纠正，但随着疾病的进展，治疗变得困难。

糖尿病时有多种机制破坏这种平衡：①管球反馈（tubuloglomerular feedback，TGF）机制，通过钠 - 葡萄糖共转运体增加钠的重吸收，这与近端肾小管对葡萄糖的重吸收增加有关，并进一步导致入球动脉血管阻力降低；②膜电位依赖性钙通道功能异常导致肌原性反应受损；③肾素 - 血管紧张素系统激活 [5]。虽然糖尿病与低肾素状态有关，但肾组织中的肾素 - 血管紧张素系统却被激活 [6]。RA 系统的激活导致了胰岛素抵抗和交感神经系统的激活（图 5-2）。

2. 血管内皮功能紊乱

糖尿病的早期阶段血管内皮功能紊乱就已经出现。一氧化氮合成酶（nitric oxide synthase，NOS）是一种催化生成 NO 的酶，同时具备氧化和还原能力。当辅酶 BH4 不足时，由 NADPH 氧化产生的电子提供给氧分子，随后 NOS 开始产生 O^{2-}（解耦联）。Satoh 等观察到，在糖尿病小鼠的肾小球中，O^{2-} 不仅由 NAD(P)H 氧化酶产生，也可由 NOS 产生 [7, 8]。他们认为这是由辅酶 BH4 减少引起的 eNOS 解耦联所致。此外，BH4 的应用已被证明可以改善尿白蛋白的排泄 [9]。

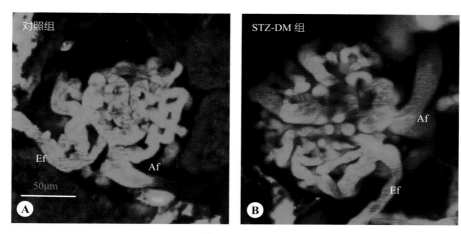

▲ 图 5-1　糖尿病的肾小球结构变化

链脲佐菌素诱导 4 周后的糖尿病大鼠模型（50×）。糖尿病早期阶段，入球动脉扩张，出球动脉收缩，肾小球增大。将 FITC 标记的右旋糖酐注射到糖尿病大鼠体内时，血流变得可见，使用双光子激光显微镜可以实时观察活体肾脏中的肾小球[4]。Af. 入球动脉；Ef. 出球动脉；STZ-DM. 链脲佐菌素诱导糖尿病。通过这种方法，我们研究了糖尿病的肾小球结构变化。图为 STZ-DM 发病 5 周时的肾小球和对照肾小球。与对照大鼠肾小球相比，STZ-DM 大鼠肾小球体积增大。此外，STZ-DM 大鼠的入球动脉相对出球动脉扩张

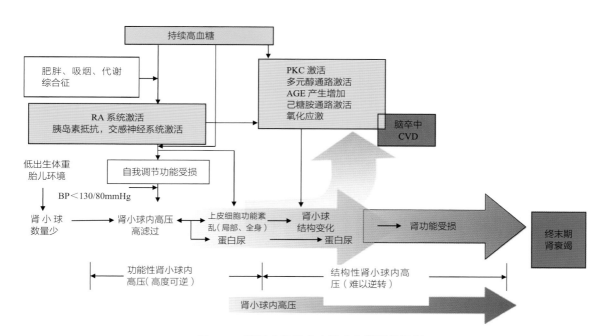

▲ 图 5-2　糖尿病肾脏疾病发病和进展的机制

糖尿病肾脏疾病发病和进展的病理生理学涉及两种基本机制：①肾内血流动力学异常（肾小球内高压）；②高血糖引起的代谢异常。一旦入球动脉的自我调节能力丧失，肾小球内压就会由全身血压决定。因此，有必要将血压降至 130/80mmHg 以下。当肾小球内高压和内皮（功能性）紊乱同时发生时，就会出现蛋白尿。然后发展为蛋白尿，进而导致肾衰竭。起初"功能性"肾小球内高压是高度可逆的，但随着肾小球结构变化的发展，会转变为"结构性"肾小球内高压，这更加难以治疗

四、DKD 患者的血压管理

无论是否存在肾脏并发症，糖尿病患者的血压建议维持在 130/80mmHg 以下。大多数关于糖尿病患者降血压治疗有效性的临床研究显示，患者实际并没有达到 130/80mmHg 以下的目标血压。因此，严格降低血压至此目标值的临床获益并没有太多依据。

ACCORD-BP 研究[10]表明，与常规降压组（达到的平均血压为 133.5/70.5mmHg）相比，严格降压组（达到的平均血压为 119.3/64.4mmHg）在预防心血管疾病方面没有获益，但严重不良事件却有所增加。然而，严格降压组的脑卒中发生率显著较低，而脑卒中在日本非常常见。此外，该组的蛋白尿水平也明显降低。促使开展本研究的原因是 13 项试验 Meta 分析的结果，表明将糖尿病患者血压降至 135/80mmHg 以下获益，与本研究一致[11]。此外，分析表明严格降低血压在降低蛋白尿方面是有效的。基于这些结果，欧洲和美国近期发布的指南进行了修订，建议血压的控制目标为 140/（80～85）mmHg 以下。

然而，Hisayamamachi 的研究[12]和 Suita 的研究[13]表明，与欧洲和美国不同，日本脑卒中发病率远高于缺血性心脏病或心肌梗死。考虑到这些差异，JSH2019 推荐日本糖尿病患者的血压控制目标为 130/80mmHg 以下。

以下为 JSH2019 和 CKD 治疗指南 2018 推荐的血压控制目标。

1. CKD 合并糖尿病患者

• BP 低于 130/80mmHg，无论是否存在蛋白尿。

2. CKD 未合并糖尿病患者

• 蛋白尿（-）：BP 低于 140/90mmHg。

• 蛋白尿（+）：BP 低于 130/80mmHg。

在未合并糖尿病的 CKD 患者中，当蛋白尿为阴性时，血压严格控制在 130/80mmHg 以下对于预防 CVD 和 ESKD 的临床获益缺乏证据[14]。

五、DKD 的一线治疗方法

无论是否存在 DKD，既往推荐的糖尿病性高血压一线降压药物为 RASS 抑制药。由于 RASS 抑制药可能延缓高血压患者 2 型糖尿病的发病和进展，因此也是高血压患者的常规推荐药物。这些建议主要基于临床试验和临床前研究的亚组分析[15]。

然而，最近的分析显示，糖尿病患者中 RASS 抑制药、钙通道阻滞药和利尿药这三类降压药物的疗效没有差异。因此，最新指南同等推荐这三类药物用于合并糖尿病高血压患者的一线治疗。

对于合并 DKD 的患者，建议至少在微蛋白尿阶段将 RASS 抑制药作为一线药物（推荐等级为 A 级）。

1. RASS 抑制药在延缓 DKD 进展中的有效性

多项临床研究表明，RASS 抑制药能够有效延缓 1 型和 2 型糖尿病患者 DKD 的进展。

以下是一项针对 2 型糖尿病引起早期肾病（二期）的典型大规模临床研究所得到的结果。

在 IRMA-2 研究中，血管紧张素 II 受体拮抗药（angiotensin II receptor blocker，ARB）厄贝沙坦显著降低了尿白蛋白排泄（urinary albumin excretion，UAE）[16]。安慰剂组中 49 例患者从微量蛋白尿进展为蛋白尿阳性的显性肾病，而厄贝沙坦 150mg 组和 300mg 组中，这一比例分别被降至 9.7% 和 5.2%，提示此类药物以剂量依赖的方式延缓肾病进展。另一研究 INNOVATION 研究的重点是早期肾病，其中包括血压正常的日本受试者。安慰剂组 44.2% 的患者进展至显性蛋白尿，而替米沙坦 40mg 和 80mg 组的这一比例分别被降低至 21.0%（NNT3.66）和 11.9%（NNT3.01）[17]。

即使在显性蛋白尿期（三期），RASS 抑制药的肾脏保护作用也已得到证实。RENAAL 研究针对血清肌酐高于 1.9mg/dl 的晚期糖尿病肾病患者。与安慰剂组相比，氯沙坦组的复合终点下降了 16%，其中包括血清肌酐翻倍、终末期肾衰竭和死亡。亚组分析显示尿蛋白降低率与肾脏预后间呈正相关[18]。在 IDNT 研究中，厄贝沙坦延缓了肾脏损害的进展。ORIENT 研究显示，奥美沙坦可延缓 GFR 下降速度，同时可减少心血管事件[19]。

此外，RASS 抑制药的疗效存在种族差异。这些差异在亚洲人，尤其是日本人身上更为明显[20]。

2. RASS 抑制药对 DKD 的预防作用

研究认为 RASS 抑制药不仅能够延缓肾病的进展，还能够减少肾病的发病。BENEDICT 研究针对 2 型糖尿病合并高血压患者，证明血管紧张素转化酶抑制药群多普利能够减少微量蛋白尿的出现[16]。

然而，在对正常血压 1 型糖尿病的研究中发现氯沙坦会加速微量蛋白尿的发生[21]。该研究中 HbA1c 平均高达 8.6%，表明血糖控制不佳。然而，血压正常为 120/70mmHg，表明 ARB 不能减少血糖控制不佳的正常血压 1 型糖尿病患者肾病的发生。相反，在针对 2 型糖尿病合并高血压患者（平均血压为 150/87mmHg）的 BENEDICT 研究中，患者的平均 HbA1c 为 5.8%，表明血糖控制良好。

对于这些结果的差异有两种解释。RASS 抑制药扩张入球动脉，增加肾血流量。然而，由于强调其对于出球动脉的影响，这一作用常被忽视。因此，健康人群的 GFR 会增加[22]。1 型糖尿病不涉及胰岛素抵抗。在糖尿病早期，入球动脉以血糖依赖的方式扩张。因此，RASS 抑制药可能会增加 1 型糖尿病的蛋白尿。除了 1 型和 2 型糖尿病的差异外，这些研究中血糖和血压的控制状态不同也可能导致结果的差异。

六、降血压药物联合治疗

RASS 抑制药是治疗高血压的一线药物，当它们不能充分降低血压时，可以考虑联合二线药物，如长效钙通道阻滞药、噻嗪类利尿药（包括噻嗪样利尿药，如 CKD G1～G3 期）和襻利尿药（如 CKD G4～G5 期）。RASS 抑制药和小剂量利尿药的联用可以使蛋白尿大量减少，然而，GFR 下降也很常见。如果 GFR 下降幅度低于基线值的 30%，则肾功能的长期预后良好。事实上，在 RASS 抑制药治疗 DKD 的临床试验中，大多数患者都是在小剂量利尿药的基础上联合使用 RASS 抑制药 [23]。

1. 与利尿药联用的优势

DKD 患者常表现为盐敏感性高血压。盐敏感性是夜间高血压的一个原因（如非勺型血压）。夜间血压通常比日间清醒时的血压低 10%～20%（勺型血压）。夜间血压升高和非勺型血压患者发生脑卒中、心血管疾病和认知功能障碍的风险更高。此外，非勺型夜间高血压是发生蛋白尿的一个危险因素。襻利尿药对纠正夜间血压异常具有很好的效果。

由于襻利尿药减少肾脏血流量，它们会激活 RASS，从而进一步增加出球动脉的血管阻力，以维持肾小球内压力并保持 GFR，这被视为"安全阀"。在利尿药和 RASS 抑制药联用的情况下，当体液量减少时，RASS 丧失了"安全阀"的作用，这会使得 GFR 的维持变得困难。虽然 RASS 抑制药和利尿药的联合使用提高了降低蛋白尿的有效性，但 GFR 却因此大大降低。在老年人和其他人群中，发生低钠血症的风险亦增加。

此外，限制盐摄入可增强 RASS 抑制药的器官保护作用。在 RENAAL 和 IDNT 试验中，对参与者中能够进行 24h 尿液收集患者的分析已经得出结论。当盐摄入量被分为四分位数时，ARB 治疗组在盐摄入量最低的一组中表现出最低的肾脏和心血管事件发生率。

GUARD 研究比较了 ACEI 贝那普利＋氨氯地平联合与贝那普利＋氢氯噻嗪联合对于 2 型糖尿病合并高血压和蛋白尿患者的疗效。患者随机分为两组，并实施盲法，主要终点是 52 周后的蛋白尿水平，观察期为 1 年。

所观察到的降压疗效两组相同。两组的尿白蛋白排泄较基线值均显著下降，氢氯噻嗪联合组降低 72.1%、氨氯地平联合组降低 40.5%。前者尿白蛋白减少更为显著（$P < 0.0001$）[24]。

以 eGFR 的变化作为次要结果进行分析，氨氯地平联合组为（-2.03 ± 14.2）ml/(min·1.73m^2)、氢氯噻嗪联合组为（-13.64 ± 16.1）ml/(min·1.73m^2)（$P < 0.0001$），氨氯地平联合组 eGFR 下降较少。

两组在减少蛋白尿疗效和维持 GFR 能力两方面得到了矛盾的结果。目前仍不清楚 RASS 抑制药联合利尿药和 RASS 抑制药联合钙通道阻滞药是否能改善肾功能预后。

2. 与钙通道阻滞药联用的优势

L 型钙通道广泛分布于肾内血管系统中直到出球动脉。一般来说，二氢吡啶类钙通道阻滞药（calcium channel blocker，CCB），均作用于 L 型钙通道。CCB 类药物可增加肾脏血流量及有效肾小球滤过面积。由于它们增加肾小管周围毛细血管血流量，可以抑制钠的吸收（利尿作用）并缓解间质缺血。这些作用保护了肾脏，是有益的。

但是一些临床研究报道，它们在减少蛋白尿方面不如 RASS 抑制药，甚至还可能增加蛋白尿。然而，非 CKD 高血压患者服用 CCB 不会引起蛋白尿。此外，在老年人中，此类药物已被证明可以逐渐改善 GFR[25]。报道 CCB 对肾脏保护无益的临床研究有一个共同点，即在所有这些研究中，受试者均为合并最低水平蛋白尿的 CKD 患者。结果显示，在肾小球内高压（蛋白尿）的患者中 CCB 的使用可能会进一步增加蛋白尿。

因此，当 CCB 类药物应用于 CKD 合并一定或更高水平蛋白尿的患者时，应满足以下条件：①应选择长效 CCB（对交感神经系统的激活程度低）；②应达到足够的降压效果（动脉压更容易传导至肾小球内压）；③应选择能够扩张出球动脉的亚类（T 型、N 型、不会明显激活交感神经系统的亚型）。

CCB 的优势多表现在老年人（肾血流量低）和动脉硬化性肾病患者中，是此类患者的一线药物。CCB 用于上述类型患者时不会导致意外的急性肾功能障碍，因此对于肾脏来说是一种非常安全的治疗选择。

3. 与 RASS 抑制药联用

已证实 RASS 抑制药在减少蛋白尿方面功效卓著。事实上，疗效在很大程度上更依赖于 RASS 抑制药的剂量，而非血压降低的程度。因此，当目标是减少蛋白尿时，建议使用足够剂量（大剂量）。

理论上，联合使用具有不同作用机制的 RASS 抑制药（双重阻断）可望产生全面的 RASS 抑制作用，从而产生更具附加性和协同性的器官保护作用。

为了确切地验证联合疗法的疗效，已开展了大规模、国际性、多中心、联合、双盲研究。然而，事与愿违，大量研究并没有表明联合治疗是有效的。此外，结果显示不良事件的风险增加[26, 27]。

七、结论

高血压是决定 DKD 患者预后的一个重要因素。恰当的血压管理（具体而言，设定合理的血压控制目标和选择合适的降压治疗药物）是非常重要的。已证明，出现微蛋白尿阶段之前，如果严格的血压管理和有效的血糖控制，可在没有糖尿病肾病发生或发展的情况下，实现诱导缓解。糖尿病肾病作为糖尿病的并发症有多种临床表现形式，均属于 DKD 范畴。除了遵循指南外，还应该采取个体化的医疗护理策略。

参考文献

[1] Umemura S, Arima H, Arima S, et al. The Japanese Society of Hypertension Guidelines for the Management of Hypertension (JSH 2019). Hypertens Res. 2019;42:1235–481.

[2] Okada H, Research Team for a Grant-in-Aid for Research on Advanced Chronic Kidney Disease, Practical Research Project for Renal Diseases from Japan Agency for Medical Research, et al. Essentials from clinical practice guidelines for CKD stage G3b-5 2017. Clin Exp Nephrol. 2018;22:245–8.

[3] Kashihara N, Haruna Y, Kondeti VK, et al. Oxidative stress in diabetic nephropathy. Curr Med Chem. 2010;17:4256–69.

[4] Satoh M, Kobayashi S, Kuwabara A, et al. In vivo visualization of glomerular microcirculation and hyperfiltration in streptozotocin-induced diabetic rats. Microcirculation. 2010;17:103–12.

[5] Parving HH, Kastrup H, Smidt UM, et al. Impaired autoregulation of glomerular filtration rate in type 1 (insulin-dependent) diabetic patients with nephropathy. Diabetologia. 1984;27:547–52.

[6] Ichihara A, Kaneshiro Y, Takemitsu T, et al. The (pro)renin receptor and the kidney. Semin Nephrol. 2007;27:524–8.

[7] Satoh M, Fujimoto S, Haruna Y, et al. NAD(P)H oxidase and uncoupled nitric oxide synthase are major sources of glomerular superoxide in rats with experimental diabetic nephropathy. Am J Physiol Renal Physiol. 2005;288:F1144–52.

[8] Satoh M, Fujimoto S, Arakawa S, et al. Angiotensin II type 1 receptor blocker ameliorates uncoupled endothelial nitric oxide synthase in rats with experimental diabetic nephropathy. Nephrol Dial Transplant. 2008;23:3806–13.

[9] Kidokoro K, Satoh M, Channon KM, et al. Maintenance of endothelial guanosine triphosphate cyclohydrolase I ameliorates diabetic nephropathy. J Am Soc Nephrol. 2013;24:1139–50.

[10] Group Accord Study, Group Accord Eye Study Group, Chew EY, et al. Effects of medical therapies on retinopathy progression in type 2 diabetes. N Engl J Med. 2010;363:233–44.

[11] Bangalore S, Kumar S, Lobach I, et al. Blood pressure targets in subjects with type 2 diabetes mellitus/impaired fasting glucose: observations from traditional and bayesian random-effects meta-analyses of randomized trials. Circulation. 2011;123:2799–810.

[12] Arima H, Anderson C, Omae T, et al. Effects of blood pressure lowering on major vascular events among patients with isolated diastolic hypertension: the perindopril protection against recurrent stroke study (PROGRESS) trial. Stroke. 2011;42:2339–41.

[13] Kokubo Y, Kamide K, Okamura T, et al. Impact of high-normal blood pressure on the risk of cardiovascular disease in a Japanese urban cohort: the Suita study. Hypertension. 2008;52:652–9.

[14] Rahman M, Ford CE, Cutler JA, et al. Long-term renal and cardiovascular outcomes in Antihypertensive and Lipid-Lowering Treatment to Prevent Heart Attack Trial (ALLHAT) participants by baseline estimated GFR. Clin J Am Soc Nephrol. 2012;7:989–1002.

[15] Jandeleit-Dahm KA, Tikellis C, Reid CM, et al. Why blockade of the renin-angiotensin system reduces the incidence of new-onset diabetes. J Hypertens. 2005;23:463–73.

[16] Andersen S, Brochner-Mortensen J, Parving HH, et al. Kidney function during and after withdrawal of long-term irbesartan treatment in patients with type 2 diabetes and microalbuminuria. Diabetes Care. 2003;26:3296–302.

[17] Makino H, Haneda M, Babazono T, et al. Prevention of transition from incipient to overt nephropathy with telmisartan in patients with type 2 diabetes. Diabetes Care. 2007;30:1577–8.

[18] Brenner BM, Cooper ME, de Zeeuw D, et al. Effects of losartan on renal and cardiovascular outcomes in patients with type 2 diabetes and nephropathy. N Engl J Med. 2001;345:861–9.

[19] Imai E, Chan JC, Ito S, et al. Effects of olmesartan on renal and cardiovascular outcomes in type 2 diabetes with overt nephropathy: a multicentre, randomised, placebo-controlled study. Diabetologia. 2011;54:2978–86.

[20] Kurokawa K, Chan JC, Cooper ME, et al. Renin angiotensin aldosterone system blockade and renal disease in patients with type 2 diabetes: a subanalysis of Japanese patients from the RENAAL study. Clin Exp Nephrol. 2006;10:193–200.

[21] Ruggenenti P, Fassi A, Ilieva AP, et al. Preventing microalbuminuria in type 2 diabetes. N Engl J Med. 2004;351:1941–51.

[22] Hollenberg NK, Fisher ND. Renal circulation and blockade of the renin-angiotensin system. Is angiotensin-converting enzyme inhibition the last word? Hypertension. 1995;26:602–9.

[23] Esnault VL, Ekhlas A, Delcroix C, et al. Diuretic and enhanced sodium restriction results in improved antiproteinuric response to RAS blocking agents. J Am Soc Nephrol. 2005;16:474–81.

[24] Bakris GL, Toto RD, McCullough PA, et al. Effects of different ACE inhibitor combinations on albuminuria: results of the GUARD study. Kidney Int. 2008;73:1303–9.

[25] Suzuki H, Saruta T. Effects of calcium antagonist, benidipine, on the progression of chronic renal failure in the elderly: a 1-year follow-up. Clin Exp Hypertens. 2001;23:189–201.

[26] Investigators Ontarget, Yusuf S, Teo KK, et al. Telmisartan, ramipril, or both in patients at high risk for vascular events. N Engl J Med. 2008;358:1547–59.

[27] Parving HH, Brenner BM, McMurray JJ, et al. Cardiorenal end points in a trial of aliskiren for type 2 diabetes. N Engl J Med. 2012;367:2204–13.

血糖控制和未来治疗前景

Glycemic Control and Future Perspectives for Treatment

Satoshi Miyamoto　Kenichi Shikata　著

杨　彦　译

第6章

一、血糖控制

1. 概述

众所周知，糖尿病肾脏疾病（DKD）是一种慢性病理状态，它的发生和发展是葡萄糖代谢长期变化的结果。DKD 与视网膜病变和神经病变共同构成糖尿病的三大并发症。

DKD 的发生与多种因素有关，如多元醇途径增强、蛋白激酶 C 激活、氧化应激、晚期糖基化终产物累积、肾小球高滤过、TGF-β 过表达及细胞外基质增加。这些机制可以独立或联合发挥作用，从而导致 DKD 患者的肾脏功能和组织学异常。上述机制引起的慢性炎症在 DKD 的进展中也起着关键作用[1]。由于高血糖是 DKD 最重要的致病因素，控制血糖对于延缓肾病进展、改善患者预后和降低医疗费用至关重要。

DKD 患者的心血管疾病相关死亡率随着蛋白尿的增加和肾功能的恶化而增加（心肾连接）[2]。美国糖尿病协会发布的糖尿病医疗护理标准（2020 版）[3] 推荐，病史 5 年以上的 1 型糖尿病患者和所有 2 型糖尿病患者每年应至少检测一次尿白蛋白 / 肌酐比值和 eGFR。进展为 ESRD 并需要透析的 DKD 患者预后较差，DKD 的早期诊断和早期合理治疗对于预防糖尿病肾病的进展十分关键，因此在临床实践中定期筛查肾功能非常重要。

本章综述了血糖控制对于预防 DKD 发生和进展作用的相关证据。

2. 血糖控制与 DKD 发生和进展的预防

我们对 6 项严格控制血糖影响临床终点的随机对照临床试验（randomized controlled trial，RCT）进行回顾分析，即亚组分析和研究结束后的随访分析，如针对 1 型糖尿病患者的糖尿病控制与并发症研究（diabetes control and complications trial，DCCT）[4-6]、针对 2 型糖尿病患者的英国前瞻性糖尿病研究（UK prospective diabetes study，UKPDS）、Kumamoto 研究[7]、糖尿病心血管风险控制研究（action to control cardiovascular risk in diabetes，ACCORD）[8, 9]、糖尿病和血管疾病控制行动：Preterax（培哚普利/吲达帕胺）和达美康（Diamioron，格列齐特）改良释放控制评估研究（action in diabetes and vascular disease：Preterax and Diamicron modified release controlled evvaluation，ADVANCE）[10-12] 及退伍军人糖尿病研究（VADT）[13, 14]。

DCCT[4] 是一项 RCT 研究，入组了 1441 名 1 型糖尿病患者，平均观察期为 6.5 年。患者被随机分配到强化胰岛素治疗组（目标 HbA1c<6.05%，每天至少接受 3 次胰岛素注射或使用胰岛素泵）或常规治疗组。结果显示，强化治疗使微蛋白尿（定义为尿白蛋白排泄量≥40mg/24h）的风险降低了 39%、蛋白尿（定义为尿白蛋白排泄量≥300mg/24h）的风险降低了 54%。糖尿病干预和并发症的流行病学研究（epidemiology of diabetes interventions and complications，EDIC）是 DCCT 的随访研究。EDIC 研究中两组均接受强化胰岛素治疗。结果显示，尽管两组 HbA1c 水平相似，但既往接受胰岛素强化治疗并严格控制血糖组蛋白尿进展率[15]和肾小球滤过率下降率[5]显著低于对照组，提示早期严格控制血糖的重要性。

除 DCCT 和 EDIC 研究外，Kumamoto 研究[7]、ADVANCE 研究[10]、ACCORD 研究[8] 和 VADT 研究[13] 均报道，严格控制血糖可显著减少微量蛋白尿的发生。DCCT 研究[4]、Kumamoto 研究[7]、ADVANCE 研究[10] 和 ACCORD 研究[8] 均报道，严格控制血糖可有效预防进展至大量蛋白尿。此外，ADVANCE 研究[10] 显示，严格控制血糖可显著减少蛋白尿，并增加恢复至正常蛋白尿（尿白蛋白/肌酐比值<30μg/mg）的速率。一项对年龄大于 19 岁 2 型糖尿病患者 RCT 研究的 Meta 分析也显示，与标准治疗相比，强化治疗（研究期间 HbA1c 的中位数为 6.4%～7.4%）可降低微量蛋白尿和大量蛋白尿的风险[16]。因此，多项 RCT 研究和 Meta 分析的结果表明，严格控制血糖可以有效预防 DKD 的发生和发展。

然而，RCT 研究结果表明，严格控制血糖对于预防进展至 ESRD 的效果仍然存在争议。ADVANCE 研究调查了存在心血管疾病危险因素的 2 型糖尿病患者。结果显示，与标准治疗相比，强化治疗（目标 HbA1c≤6.5%）可使 ESRD（需要肾脏替代治疗）的风险显著降低 65%[10]。然而，DCCT/EDIC[5]、ACCORD[8] 和 UKPDS33[17] 研究报道，强化治疗组和标准治疗组间 ESRD 风险无显著差异。

3. 严格控制血糖与心血管事件和死亡率间的关系

ACCORD 研究调查了有心血管疾病或心血管疾病危险因素的 2 型糖尿病患者，并在 2008 年报道称，与标准治疗（目标 HbA1c 为 7%～7.9%）相比，强化治疗（目标 HbA1c<6%）显著增加了死亡率[18]。随后的分析将受试者分为合并 CKD 和未合并 CKD 两组 [CKD 定义为符合以下任何一项：① eGFR≥90ml/(min·1.73m²) 且尿白蛋白/肌酐比值≥30μg/mg；② 60≤eGFR≤89ml/(min·1.73m²) 且尿白蛋白/肌酐比值≥30μg/mg；③ 30≤eGFR≤59ml/(min·1.73m²)][9]。结果分析显示，强化治疗显著

降低了合并 CKD 患者非致死性心肌梗死的发生率（HR=0.74，95%CI 0.59～0.93，P=0.009），但显著增加了全因死亡率（HR=1.306，95%CI 1.065～1.600，P=0.01）和心血管疾病死亡率（HR=1.412，95%CI 1.052～1.892，P=0.02）。然而，未合并 CKD 患者两组间全因死亡率和心血管疾病死亡率没有显著差异。

一方面，ADVANCE 研究[11]（目标 HbA1c≤6.5%）结果显示，基于使用 eGFR≥60 和 UACR≥30mg/gCr，以及 eGFR<60 这两个不同的 CKD 临界值进行分析，两组间死亡率没有显著差异。UKPDS 试验后监测研究[19]（UKPDS80，中位随访期 16.8 年）和 DCCT/EDIC 研究[6]（平均随访期 27 年）报道，随访期间曾接受严格控制血糖治疗的患者全因死亡率显著下降。然而，未对 CKD 或 DKD 患者进行亚组分析。另一方面，VADT 的随访研究[14]（中位随访期 9.8 年）报道，严格控制血糖降低了主要心血管事件风险，但对全因死亡率没有显著影响。此外，一项有关 ACCORD 研究的 Meta 分析显示，标准治疗组和强化治疗组间的死亡率没有显著差异[20]。

因此，严格控制血糖对于全因死亡率和心血管事件影响的研究结果是不一致的。目前，尤其在 DKD 患者中，有关血糖控制效果的证据不足。

4. 血糖控制目标水平及注意事项

根据 Kumamoto 研究[21] 和其他 RCT 研究[4, 12, 17] 的结果，建议 HbA1c 的目标水平为<7%，以预防包括 DKD 在内的微血管并发症的发生和进展。糖尿病医疗护理标准（2020 版）[22] 推荐糖尿病患者的目标 HbA1c 水平为<7%，同时推荐血糖水平可控制而无低血糖等并发症患者的目标 HbA1c 水平为<6.5%，以预防微血管并发症。此外，对于有严重低血糖史、预期寿命有限和（或）晚期微血管或大血管并发症患者，目标 HbA1c 水平可设定为<8%[23]。

DCCT[4]、ADVANCE[12]、VADT[13] 和 UKPDS33[17] 研究报道，严格控制血糖增加了严重低血糖的发生率。ACCORD 研究[9] 关于糖尿病合并 CKD 患者的亚组分析表明，需要他人协助的低血糖发生率在合并 CKD 患者中显著高于未合并 CKD 患者，接受强化治疗的合并 CKD 患者的年发生率为 5.3%，接受标准治疗的合并 CKD 患者为 2.0%，接受强化治疗的未合并 CKD 患者为 3.5%，接受标准治疗的未合并 CKD 患者为 1.1%。因此，需要考虑患者的基本情况和低血糖风险，谨慎进行血糖管理，尤其是对于 eGFR 下降的 DKD 患者，因为他们很容易发生低血糖。

此外，老年患者发生低血糖时往往较少出现症状，而且由于使用药物严格控制血糖，这部分患者很容易发生严重的低血糖。此外，痴呆症患者和（或）日常生活能力受损的患者可能存在自我管理困难等问题。因此，每个患者的目标 HbA1c 水平应在综合评估低血糖风险、预期寿命、血管并发症的严重程度和依从性后确定[24]。

DKD 患者常伴有糖尿病视网膜病变。在降血糖治疗开始时，必须对视网膜病变进行评估。视网膜病变的治疗应与降血糖治疗同时进行，如有必要，应与眼科医生合作。在没有确诊是否存在视网膜病变的情况下开始治疗应谨慎，因为如果快速控制血糖，有可能会加重视网膜病变[25]。DCCT 研究[26] 显示，在研究的 6 个月和 12 个月，严格控制血糖组的视网膜病变进展比标准治疗组更常见，但后期的结果却相反。3.5 年以后，强化胰岛素治疗组视网膜病变的发生和进展较为少见。

5. 肾功能不全患者的血糖控制

由于缺乏足够证据，肾功能不全的 DKD 患者血糖控制的临床意义尚未明确。与肾功能正常的患者相比，肾功能不全患者存在各种问题，如肾脏的糖异生减少、肾功能不全所致胰岛素代谢和排泄减少、尿毒症所致胰岛素抵抗增加，以及其他药代动力学变化。一般来说，HbA1c 被用来作为评估血糖控制的指标。然而，除了 HbA1c，糖化白蛋白和血糖水平也应作为评估血糖控制的指标，因为肾功能不全患者可能需要使用促红细胞生成素、铁剂和（或）红细胞输注来治疗肾性贫血，这些都会缩短红细胞寿命，增加未成熟红细胞数量，从而降低 HbA1c 水平[27]。

控制血糖在预防肾功能不全患者 DKD 不良事件的有效性尚无足够证据。一项针对合并 G3 和 G4 期 CKD 糖尿病患者的研究报道显示，随着 HbA1c 水平增加，死亡率、终末期肾衰竭和心血管事件的发生率也增加，即使 HbA1c 水平<6.5% 的患者，死亡率也增加[28]。

一项关于血液透析患者血糖控制的研究报道显示，HbA1c 水平>8.5% 的患者死亡率更高[23]。

6. 强化治疗

丹麦 Steno 糖尿病中心进行的 Steno-2 研究证明了强化治疗对于预防心血管并发症的作用。Steno-2 研究是一项研究多靶点强化治疗效果的 RCT 研究，由医生、护士和营养师组成的多学科团队对 160 名 2 型糖尿病合并微量蛋白尿患者进行严格的血糖控制和生活方式干预。强化治疗组接受综合治疗包括生活方式干预、严格控制血糖和血压、调节血脂、服用血管紧张素转化酶抑制药或血管紧张素受体拮抗药、服用维生素 C 和维生素 E 等营养补充剂，以及服用阿司匹林。比较了强化治疗组和标准治疗组间包括 DKD 在内的糖尿病血管并发症的进展情况。

经过平均 3.8 年的干预，与标准治疗组相比，强化治疗组肾病进展率（尿白蛋白>300mg/24h）降低了 73%，视网膜病变和自主神经病变发生率分别降低了 55% 和 68%[29]。经过平均 7.8 年的干预，与标准组相比，强化治疗组的复合心血管事件发生率显著降低了 53%[30]。在试验结束后的观察期内，原标准治疗组也接受了强化治疗。在平均 13.3 年的随访中，两组的危险因素（如 HbA1c 水平、低密度脂蛋白胆固醇水平和收缩压）没有显著差异，但是强化治疗组的全因死亡率、心血管死亡及心血管事件风险分别降低了 46%、57% 和 59%[31]。与标准组相比，强化治疗组的终末期肾病发病率也显著降低[31]。

在平均 21.2 年的随访后[32]，强化治疗组的全因死亡率降低了约 45%，中位生存时间的差异为 7.9 年。此外，强化治疗组发生首次心血管事件的时间延缓了 8.1 年。强化治疗组糖尿病微血管并发症（除周围神经病变外）进展率降低，肾脏病的进展率降低 48%。

因此，在治疗 DKD 时，同时进行血糖控制、使用肾素 - 血管紧张素系统抑制药控制血压、血脂管理和饮食治疗在内的多因素强化干预被认为对于预防心血管事件、降低全因死亡率和预防终末期肾病非常重要。为了在临床实践中有效地实施这种强化治疗，由医生、护士、药剂师和营养师组成的多学科团队极为重要。

7. 结论

在临床实践中，糖尿病患者维持适当的血糖水平对预防肾脏病变非常重要，而定期监测尿白蛋白和 eGFR 水平对肾脏病变的早期诊断和治疗具有重要意义。强化治疗不仅可以防止肾病的进展和终末期肾病，还可以减少心血管事件和全因死亡率，对于 DKD 患者来说是有益的。

二、治疗的未来展望

1. 概述

DKD 的治疗主要包括控制血糖、控制血压（如抑制肾素 – 血管紧张素系统）、控制血脂和饮食疗法。直到目前，血管紧张素转化酶抑制药和血管紧张素受体拮抗药是唯一被证实对 DKD 治疗有效的药物。由于 DKD 是导致终末期肾病的最常见原因，研发治疗 DKD 的新药迫在眉睫。

高血糖是导致 DKD 进展的最重要因素。除了高血糖，高血压和血脂异常也参与了 DKD 的发展和进展。此外，多种下游机制被认为与 DKD 进展有关，而这些机制在新药研发中具有特殊意义。

本章综述了 DKD 治疗的最新进展，并重点介绍了基于 DKD 发病机制相关因素而研发的新药。

2. DKD 的致病因素

DKD 是一种由慢性高血糖诱发的肾脏疾病。从高血糖开始到肾小球硬化和间质纤维化的进展过程中，许多因素参与了疾病的进展 / 发病机制。高血糖有几种下游机制，其中包括 RAS 激活和肾小球血流动力学改变、细胞因子（如 TGF-β）水平增加、氧化应激、由于非酶性糖基化反应（Maillard 反应）增加而导致的晚期糖基化终产物（AGE）累积、通过细胞内代谢异常（如多元醇代谢异常）增加蛋白激酶 C（PKC）的激活及细胞周期异常。此外，肾脏组织中的慢性轻度炎症（微炎症）作为 DKD 的加速因素发挥了重要作用。

(1) 糖化反应：糖尿病患者的非酶性糖基化反应被激活，AGE 在体内累积。随即通过巨噬细胞和间质细胞上的晚期糖基化终产物受体（RAGE），诱导巨噬细胞活化和系膜细胞产生细胞外基质增加。此外，由于 AGE 修饰的细胞外基质酶解抵抗，细胞外基质累积加速。最近，开展了吡多胺（一种 AGE 抑制药）用于治疗 DKD 的研究。

(2) RAS 激活和肾小球血流动力学改变：糖尿病患者入球和出球小动脉均扩张。可以推测，肾小球内压升高是由入球动脉扩张大于出球动脉所致。糖尿病患者肾脏中的 RAS 被激活，血管紧张素 Ⅱ 通过收缩出球动脉血管诱发肾小球高压。

血管紧张素 Ⅱ 还可以促进系膜细胞和近端小管细胞的增殖，并刺激 TGF-β 的产生。它还刺激巨噬细胞的聚集，并通过产生单核细胞趋化蛋白 -1（MCP-1）等趋化因子促进炎症。因此，肾脏中 RAS 的激活通过多种机制诱导肾小球硬化和间质纤维化。

目前，正在研发内皮素 A 受体拮抗药[33, 34]和盐皮质激素受体拮抗药（见下文）用于 DKD 的治疗。

(3) 细胞内代谢异常：在高血糖状态下当大量的葡萄糖被转运至细胞内时，除糖酵解途径外，葡萄糖代谢途径 [多元醇途径、二酰甘油（diacylglycerol，DAG）信号途径和己糖胺生物合成途径] 处理的葡萄糖量增加，导致山梨醇和 DAG 在细胞内累积。肾脏 DAG 含量的增加激活了 PKC，进一步导致 MAP 激酶的激活，随后 TGF-β 表达增加。一项动物模型实验报道，PKC-β 抑制药可有效阻断 DKD 的进展[35]。

(4) 氧化应激：高血糖通过增加烟酰胺腺嘌呤二核苷酸磷酸氧化酶（nicotinamide adenine dinucleotide phosphate，NADPH）的激活和减少超氧化物歧化酶（superoxide dismutase，SOD）的激活而促进氧化应激（SOD 可清除活性氧）。此外，糖化所致阿马多利（Amadori）重排产物和 AGE 的形成导致许多活性氧生成，而且巨噬细胞浸润肾脏组织会产生自由基。目前，抗氧化剂甲基巴多索隆用于治疗 DKD 的试验正在进行中（见下文）。

(5) 炎症：与动脉硬化病变相似，糖尿病患者肾组织中细胞间黏附分子 -1（ICAM-1）和趋化因子（如单核细胞趋化蛋白 -1）的表达升高及巨噬细胞浸润增加[1]。此外，2 型糖尿病患者血液和尿液中各种促炎症细胞因子浓度增加。血液和尿液中 IL-18（一种促炎因子）的浓度与尿白蛋白排泄量呈正相关[36]。血液中 IL-18 的浓度也与血管内膜中层厚度（IMT）和肱踝脉搏波速度（brachial–ankle pulse wave velocity，baPWV）呈正相关，这些是动脉硬化的指标[36]。最近的研究证实了主要由巨噬细胞浸润引起的微炎症在 DKD 的发病机制中起重要作用。近年来，有研究认为微炎症由炎症小体激活引起。同时已知内脏脂肪炎症在肥胖相关胰岛素抵抗的发病机制中发挥作用，这是代谢综合征的核心组分[37, 38]。

以炎症为靶点治疗 DKD 的疗效研究已开展。我们采用糖尿病大鼠模型研究他汀类药物和吡格列酮的作用，并报道这些药物能在不影响葡萄糖代谢和血流动力学的情况下，有效抑制巨噬细胞浸润和尿白蛋白排泄，并阻止肾小球纤维化的进展[1]。如后所述，GLP-1 受体激动药（一种肠促胰素相关药物）具有保护肾脏及降低血糖的作用。

3. DKD 的治疗

(1) GLP-1 受体激动药：GLP-1 受体激动药通过促进胰岛 β 细胞分泌胰岛素和抑制胰岛 α 细胞分泌胰高血糖素来发挥降血糖作用。由于 GLP-1 受体在胰腺外的各种器官中都有表达，GLP-1 受体激动药有可能与这些受体结合来发挥作用。虽然关于 GLP-1 受体的表达定位还没有明确共识，但最近的研究表明，GLP-1 除了降血糖作用外，还有多种作用，如扩张血管和抗炎作用。我们在体外实验中证实，艾塞那肽通过降低肾小球内皮细胞中 ICAM-1 的表达而发挥抗炎作用[39]。我们还采用 1 型糖尿病大鼠模型开展了一项研究，结果显示应用艾塞那肽可以改善肾组织的氧化应激、炎症和肾小球高滤过，并减少蛋白尿和组织学损伤[39]。在利拉鲁肽对糖尿病的疗效作用的心血管结局评价（liraglutide effect and action In diabetes: evaluation of cardiovascular outcome result，LEADER）研究[40]中，应用利拉鲁肽可显著改善肾脏疾病相关结局 [出现大量蛋白尿、血清肌酐水平翻倍和 eGFR≤45ml/(min·1.73m^2)、需要持续肾脏替代治疗或因肾脏疾病死亡]，并受到广泛关注。2 型糖尿病受试者应用索马鲁肽评估心血管和其他长期预后研究（SUSTAIN-6）[41] 报道显示，索马鲁肽可显著改善肾脏疾病相关结局 [持续大量白蛋白尿、血清肌酐水平持续翻倍和体表面积肌酐清除率≤45ml/(min·1.73m^2)，或者需要持续肾脏替代治疗]。

(2) SGLT-2 抑制药：SGLT-2 抑制药通过增加葡萄糖从肾脏的排泄而降低血糖。恩格列净对 2 型糖尿病患者心血管结局事件影响——清除过多葡萄糖研究（empagliflozin cardiovascular outcome event trial in type 2 diabetes mellitus patients-removing excess glucose，EMPA-REG OUTCOME）[42, 43] 观察了恩格列净对于有心血管疾病病史的 2 型糖尿病患者心血管结局的影响。结果显示，恩格列净可显著减少心血管终点事件。值得注意的是，该治疗还能减少肾脏终点事件（次要终点）。最近，卡格列净心血管评估研究（canagliflozin cardiovascular assessment study，CANVAS）[44] 报道显示，与安慰剂相比，卡格列净显著降低有心血管疾病或心血管疾病危险因素的 2 型糖尿病患者合并心血管事件（心血管死亡、非致死性心肌梗死或非致死性脑卒中，主要结局）。此外，卡格列净还能预防蛋白尿的进展（增加≥30% 或疾病阶段进展）及合并肾脏事件（eGFR 下降 40%、肾脏替代治疗或肾脏疾病相关死亡）。在 DECLARE-TIMI58 随机试验中，达格列净也被报道可以减少肾脏事件[45]。

一项卡格列净治疗 DKD 的全球临床研究，即卡格列净与合并肾脏疾病糖尿病患者肾脏终点的临床评估（canagliflozin and renal endpoints in diabetes with established nephropathy clinical evaluation，CREDENCE）[46] 已经开展。在这项研究中，卡格列净使肾脏特异性复合风险降低了 34%[47]，复合风险包括终末期肾病、肌酐水平翻倍或肾源性死亡。这些结果表明，SGLT-2 抑制药对 DKD 是有益的。

(3) 甲基巴多索隆：核因子红细胞 2– 相关因子 2（nuclear factor erythroid 2-related factor 2，Nrf2）是一种调控氧化应激调节基因表达的转录因子。Nrf2 的转录由 Keap1 调控，Keap1 是一种传感器分子。Nrf2-Keap1 通路通过感知体内氧化应激和诱导防御反应参与稳态维持。Nrf2 在降低氧化应激和慢性炎症方面发挥着极其重要的作用。通过激活 Nrf2 来调节抗氧化应激的防御机制对于保护肾脏至关重要[48]。

甲基巴多索隆是一种可激活 Nrf2 的小分子化合物。它与 Keap1 结合，通过释放 Nrf2 的抑制剂 Keap1，促进 Nrf2 的核转位[49]。此外，它通过与 IκB 激酶结合抑制 NF-κB 的激活[50]。抗癌药物甲基巴多索隆在研发时，已观察到其肾脏保护作用。从那时起，该药物就被作为治疗肾功能不全的有效治疗药物进行研究。在甲基巴多索隆治疗的 CKD/2 型糖尿病肾功能研究（bardoxolone methyl treatment：renal function in CKD/Type 2 diabetes，BEAM）中（Ⅱ期临床试验），227 名 eGFR 水平为 20～45ml/(min·1.73m^2) 的 2 型糖尿病患者接受甲基巴多索隆或安慰剂治疗 52 周。与安慰剂相比，甲基巴多索隆治疗组 24 周和 52 周的 eGFR 显著增加[51]。在随后的慢性肾脏病合并 2 型糖尿病患者中甲基巴多索隆疗效评价的肾脏事件研究（bardoxolone methyl evaluation in patients with chronic kidney disease and type 2 diabetes mellitus：the occurrence of renal event，BEACON）中（Ⅲ期临床试验），2185 名 eGFR 水平为 15～30ml/(min·1.73m^2) 的 2 型糖尿病患者接受了甲基巴多索隆（20mg/d）或安慰剂治疗，采用 ESRD 和心血管死亡作为主要终点。然而，由于心血管事件的增加引起的安全担忧，该研究在开展 9 个月后被终止[52]。

在日本，一项甲基巴多索隆治疗 DKD 患者的 Ⅱ期临床试验（phase Ⅱ study of bardoxolone methyl in patients with chronic kidney disease and type 2 diabetes，TSUBAKI trial）显示，治疗组通过菊粉清除率测量的 GFR 显著增加（根据 Kyowa Hakko Kirin Co., Ltd. 于 2016 年 5 月发布的报道）。由于该药物不能改善蛋白尿，因此预计它的肾脏保护作用与传统药物不同。目前正在等待临床研究的结果。

(4) 盐皮质激素受体拮抗药：醛固酮是血管紧张素 Ⅱ 刺激肾上腺所分泌的。因此，醛固酮的分泌可以被 ACEI 或 ARB 所抑制。然而，长期使用 ACEI 或 ARB 会导致一些患者的醛固酮水平无法被抑制（醛固酮逃逸）。醛固酮逃逸可以通过服用螺内酯，即一种盐皮质激素受体拮抗药（mineralocorticoid receptor，MR）来纠正，通过它可以减少蛋白尿。

一项非甾体 MR 拮抗药非奈利酮治疗 DKD 的临床试验已经开展[53]。这项双盲试验评估了接受 ACEI 或 ARB 的 DKD 患者联合使用非奈利酮的效果。结果显示，加用非奈利酮可显著减少蛋白尿，而 eGFR 无显著变化，高钾血症的发生率较低。即便使用最大剂量的非奈利酮，收缩压也仅降低了约 5mmHg，这表明非奈利酮降低蛋白尿的作用与任何降压作用无关。最近，有报道称，在 RAS 抑制药上加用艾沙利酮可降低日本 2 型糖尿病合并微量蛋白尿患者的尿白蛋白 / 肌酐比值[54]。

4. 结论

本章从 DKD 的发病机制和 DKD 治疗新药开发现状出发，综述了 DKD 的治疗策略。糖尿病患者的预后和生活质量可以通过减少或清除蛋白尿从而防止 DKD 的发生和发展进而预防肾衰竭和心血管疾病死亡而得以改善。为了实现这一目标，早期诊断和治疗蛋白尿十分重要。此外，开发用于治疗微量蛋白尿的早期肾病患者的新药迫在眉睫。

参考文献

[1] Shikata K, et al. Microinflammation in the pathogenesis of diabetic nephropathy. J Diabetes Investig. 2013;4:142–9.

[2] Adler AI, et al. Development and progression of nephropathy in type 2 diabetes: the United Kingdom Prospective Diabetes Study (UKPDS 64). Kidney Int. 2003;63:225–32.

[3] American Diabetes Association. 11. Microvascular complications and foot care: standards of medical care in diabetes-2020. Diabetes Care. 2020;43:S135–51.

[4] Nathan DM, et al. The effect of intensive treatment of diabetes on the development and progression of long-term complications in insulin-dependent diabetes mellitus. N Engl J Med. 1993;329:977–86.

[5] DCCT/EDIC Research Group, et al. Intensive diabetes therapy and glomerular filtration rate in type 1 diabetes. N Engl J Med. 2011;365:2366–76.

[6] Writing Group for the DCCT/EDIC Research Group, et al. Association between 7 years of intensive treatment of type 1 diabetes and long-term mortality. JAMA. 2015;313:45–53.

[7] Shichiri M, et al. Long-term results of the Kumamoto Study on optimal diabetes control in type 2 diabetic patients. Diabetes Care. 2000;23(Suppl 2):B21–9.

[8] Ismail-Beigi F, et al. Effect of intensive treatment of hyperglycaemia on microvascular outcomes in type 2 diabetes: an analysis of the ACCORD randomised trial. Lancet. 2010;376:419–30.

[9] Papademetriou V, et al. Chronic kidney disease and intensive glycemic control increase cardiovascular risk in patients with type 2 diabetes. Kidney Int. 2015;87:649–59.

[10] Perkovic V, et al. Intensive glucose control improves kidney outcomes in patients with type 2 diabetes. Kidney Int. 2013;83:517–23.

[11] Wong MG, et al. Long-term benefits of intensive glucose control for preventing end-stage kidney disease: ADVANCE-ON. Diabetes Care. 2016;39:694–700.

[12] ADVANCE Collaborative Group, et al. Intensive blood glucose control and vascular outcomes in patients with type 2 diabetes. N Engl J Med. 2008;358:2560–72.

[13] Duckworth W, et al. Glucose control and vascular complications in veterans with type 2 diabetes. N Engl J Med. 2009;360:129–39.

[14] Hayward RA, et al. Follow-up of glycemic control and cardiovascular outcomes in type 2 diabetes. N Engl J Med. 2015;372:2197–206.

[15] The Diabetes Control and Complications Trial/Epidemiology of Diabetes Interventions and Complications Research Group, et al. Retinopathy and nephropathy in patients with type 1 diabetes four years after a trial of intensive therapy. N Engl J Med. 2000;342:381–9.

[16] Coca SG, et al. Role of intensive glucose control in development of renal end points in type 2 diabetes mellitus: systematic review and meta-analysis intensive glucose control in type 2 diabetes. Arch Intern Med. 2012;172:761–9.

[17] Intensive blood-glucose control with sulphonylureas or insulin compared with conventional treatment and risk of complications in patients with type 2 diabetes (UKPDS 33). UK Prospective Diabetes Study (UKPDS) Group. Lancet. 1998;352:837–53.

[18] Action to Control Cardiovascular Risk in Diabetes Study Group, et al. Effects of intensive glucose lowering in type 2 diabetes. N Engl J Med. 2008;358:2545–59.

[19] Holman RR, et al. 10-year follow-up of intensive glucose control in type 2 diabetes. N Engl J Med. 2008;359:1577–89.

[20] Boussageon R, et al. Effect of intensive glucose lowering treatment on all cause mortality, cardiovascular death, and microvascular events in type 2 diabetes: meta-analysis of randomised controlled trials. BMJ. 2011;343:d4169.

[21] Ohkubo Y, et al. Intensive insulin therapy prevents the progression of diabetic microvascular complications in Japanese patients with non-insulin-dependent diabetes mellitus: a randomized prospective 6-year study. Diabetes Res Clin Pract. 1995;28:103–17.

[22] American Diabetes Association. 6. glycemic targets: standards of medical care in diabetes- 2020. Diabetes Care. 2020;43:S66–76.

[23] Hill CJ, et al. Glycated hemoglobin and risk of death in diabetic patients treated with hemodialysis: a meta-analysis. Am J Kidney Dis. 2014;63:84–94.

[24] Inzucchi SE, et al. Management of hyperglycemia in type 2 diabetes, 2015: a patient-centered approach: update to a position statement of the American Diabetes Association and the European Association for the Study of Diabetes. Diabetes Care. 2015;38:140–9.

[25] Early worsening of diabetic retinopathy in the Diabetes Control and Complications Trial. Arch Ophthalmol. 1998;116:874–86.

[26] The effect of intensive diabetes treatment on the progression of diabetic retinopathy in insulin-dependent diabetes mellitus. The Diabetes Control and Complications Trial. Arch Ophthalmol. 1995;113:36–51.

[27] Inaba M, et al. Glycated albumin is a better glycemic indicator than glycated hemoglobin values in hemodialysis patients with diabetes: effect of anemia and erythropoietin injection. J Am Soc Nephrol. 2007;18:896–903.

[28] Shurraw S, et al. Association between glycemic control and adverse outcomes in people with diabetes mellitus and chronic kidney disease: a population-based cohort study. Arch Intern Med. 2011;171:1920–7.

[29] Gæde P, et al. Intensified multifactorial intervention in patients with type 2 diabetes mellitus and microalbuminuria: the Steno type 2 randomised study. Lancet. 1999;353:617–22.

[30] Gæde P, et al. Multifactorial intervention and cardiovascular disease in patients with type 2 diabetes. N Engl J Med. 2003;348:383–93.

[31] Gæde P, et al. Effect of a multifactorial intervention on mortality in type 2 diabetes. N Engl J Med. 2008;358:580–91.

[32] Gæde P, et al. Years of life gained by multifactorial intervention in patients with type 2 diabetes mellitus and microalbuminuria: 21 years follow-up on the Steno-2 randomised trial. Diabetologia. 2016;59:2298–307.

[33] Schievink B, et al. Prediction of the effect of atrasentan

on renal and heart failure outcomes based on short-term changes in multiple risk markers. Eur J Prev Cardiol. 2016;23:758–68.

[34] Heerspink HJL, et al. Atrasentan and renal events in patients with type 2 diabetes and chronic kidney disease (SONAR): a double-blind, randomised, placebo-controlled trial. Lancet. 2019;393:1937–47.

[35] Koya D, et al. Characterization of protein kinase C beta isoform activation on the gene expression of transforming growth factor-beta, extracellular matrix components, and prostanoids in the glomeruli of diabetic rats. J Clin Invest. 1997;100:115–26.

[36] Nakamura A, et al. Serum interleukin-18 levels are associated with nephropathy and atherosclerosis in Japanese patients with type 2 diabetes. Diabetes Care. 2005;28: 2890–5.

[37] Kanda H, et al. MCP-1 contributes to macrophage infiltration into adipose tissue, insulin resistance, and hepatic steatosis in obesity. J Clin Invest. 2006;116:1494–505.

[38] Kamei N, et al. Overexpression of monocyte chemoattractant protein-1 in adipose tissues causes macrophage recruitment and insulin resistance. J Biol Chem. 2006;281:26602–14.

[39] Kodera R, et al. Glucagon-like peptide-1 receptor agonist ameliorates renal injury through its anti-inflammatory action without lowering blood glucose level in a rat model of type 1 diabetes. Diabetologia. 2011;54:965–78.

[40] Marso SP, et al. Liraglutide and cardiovascular outcomes in type 2 diabetes. N Engl J Med. 2016;375:311–22.

[41] Marso SP, et al. Semaglutide and cardiovascular outcomes in patients with type 2 diabetes. N Engl J Med. 2016;375:1834–44.

[42] Zinman B, et al. Empagliflozin, cardiovascular outcomes, and mortality in type 2 diabetes. N Engl J Med. 2015;373: 2117–28.

[43] Wanner C, et al. Empagliflozin and progression of kidney disease in type 2 diabetes. N Engl J Med. 2016;375:323–34.

[44] Neal B, et al. Canagliflozin and cardiovascular and renal events in type 2 diabetes. N Engl J Med. 2017;377:644–57.

[45] Mosenzon O, et al. Effects of dapagliflozin on development and progression of kidney disease in patients with type 2 diabetes: an analysis from the DECLARE-TIMI 58 randomised trial. Lancet Diabetes Endocrinol. 2019;7:606–17.

[46] Jardine MJ, et al. The canagliflozin and renal endpoints in diabetes with established nephropathy clinical evaluation (CREDENCE) study rationale, design, and baseline characteristics. Am J Nephrol. 2017;46:462–72.

[47] Perkovic V, et al. Canagliflozin and renal outcomes in type 2 diabetes and nephropathy. N Engl J Med. 2019;380:2295–306.

[48] Suzuki T, et al. Stress-sensing mechanisms and the physiological roles of the Keap1-Nrf2 system during cellular stress. J Biol Chem. 2017;292:16817–24.

[49] Zoja C, et al. The Nrf2 pathway in the progression of renal disease. Nephrol Dial Transplant. 2014;29(Suppl 1):i19–24.

[50] Ahmad R, et al. Triterpenoid CDDO-Me blocks the NF-kappaB pathway by direct inhibition of IKKbeta on Cys-179. J Biol Chem. 2006;281:35764–9.

[51] Pergola PE, et al. Bardoxolone methyl and kidney function in CKD with type 2 diabetes. N Engl J Med. 2011;365:327–36.

[52] de Zeeuw D, et al. Bardoxolone methyl in type 2 diabetes and stage 4 chronic kidney disease. N Engl J Med. 2013;369:2492–503.

[53] Bakris GL, et al. Effect of finerenone on albuminuria in patients with diabetic nephropathy: a randomized clinical trial. JAMA. 2015;314:884–94.

[54] Ito S, et al. Efficacy and safety of esaxerenone (CS-3150) for the treatment of type 2 diabetes with microalbuminuria: a randomized, double-blind, placebo-controlled, phase II trial. Clin J Am Soc Nephrol. 2019;14:1161–72.

糖尿病肾脏疾病的营养和饮食治疗
Nutrition and Diet Therapy for DKD

Shinji Kume　著

陈亚巍　译

第7章

一、概述

糖尿病肾脏疾病（DKD）最为推荐的治疗方案是关注血糖、血压和血脂管理等综合治疗方法。这种综合的治疗方法目的是尽量延缓 DKD 进展至终末期肾病及发生心血管疾病。综合治疗包括多种措施，如改善生活方式（饮食和运动疗法）和药物治疗。因此，构建包括医生、护理人员和营养师在内的医疗团队，并在团队内开展信息共享，在制定患者治疗规划、教育方面开展协作，对于促进 DKD 获得更好的临床预后非常重要。在这些方法中，饮食治疗是综合治疗的核心部分，并且需要根据 DKD 的不同阶段进行调整。在饮食疗法中，尚无明确关于限制蛋白质摄入的指南，然而蛋白质的摄入量非常关键，它取决于患者的年龄、营养状况、依从性和心血管疾病风险等因素。在本节中，我们对 DKD 不同阶段的饮食疗法要点进行阐述，并对 DKD 饮食疗法中尚未解决问题进行讨论。

二、DKD 的饮食疗法

表 7-1 概括了 DKD 的饮食治疗。本概述是根据日本糖尿病协会发表的临床指南修改的。它的局限性在于，很难在世界范围内进行标准化饮食治疗，因为不同国家糖尿病的发病原因略有不同。在美国，糖尿病的主要原因是由于肥胖导致的严重胰岛素抵抗和胰岛素分泌不足。然而，在一些亚洲国家（包括日本在内），糖尿病的原因通常是胰岛素分泌不足和轻度胰岛素抵抗。因此，应根据不同国家的健康问题和形势，优化和调整每种营养素的膳食量。此外，饮食治疗方案应尽可能按照每个国家的临床指南制订。

表 7-1 根据日本糖尿病协会提供的临床指南对糖尿病肾脏疾病（DKD）患者的营养建议

糖尿病肾病分期	每天总热量 [kcal/IBW（kg）]	蛋白质	盐	钾
• 无蛋白尿 •（<30mg/g Cre）	25～30	<20% [总热量（%）]	• <6.0（g/d） • 高血压患者进行个体化限制	不限制
• 微量蛋白尿 •（30～300mg/g Cre）	25～30	<20% [总热量（%）]	• <6.0（g/d） • 高血压患者进行个体化限制	不限制
• 大量蛋白尿 •（30～300mg/g Cre） • [eGFR≥45ml/(min·1.73m²)]	25～30	每天 0.8～1.0 [g/IBW（kg）]	<6.0（g/d）	• <2000（mg/d） • 高钾血症患者进行个体化限制
• 大量蛋白尿 •（30～300mg/g Cre） • [30≤eGFR<45ml/(min·1.73m²)]	25～35	每天 0.6～0.8 [g/IBW（kg）]	<6.0（g/d）	• <2000（mg/d） • 高钾血症患者进行个体化限制
• 肾衰竭 • [eGFR≤30ml/(min·1.73m²)]	25～35	每天 0.6～0.8 [g/IBW（kg）]	<6.0（g/d）	• <1500（mg/d）高钾血症患者进行个体化限制

Cre. 肌酐；eGFR. 估计肾小球滤过率；IBW. 理想体重

（一）慢性肾脏疾病 G1A1～A2 和 G2A1～A2 期的饮食治疗

1. 热量摄入

考虑到肥胖程度和活动程度，对于目标体重指数（body mass index，BMI）<25kg/m² 的患者推荐的每天热量摄入为 25～30kcal/IBW（kg）。一些研究报道提出，减少糖尿病和肥胖患者的热量摄入会减少蛋白尿和改善血糖控制[2,3]。因此，对于严重肥胖的患者，每天热量摄入量应该减少到 20～25kcal/IBW（kg）。

2. 蛋白质摄入

蛋白质的摄入量取决于不同国家的饮食习惯。糖尿病患者的理想饮食应包括 50%～60% 的碳水化合物，每天蛋白质摄入 1～1.2g/IBW（kg），剩余部分为脂类。为了防止 DKD 的发生和进展，每天摄入蛋白质量应避免超过 1.3g/IBW（kg）。

然而，当碳水化合物能量占总能量的 50%～60% 时，蛋白质通常占 15%～20%。因此，基于总能量摄入量，蛋白质每天摄入量为 1～1.5g/IBW（kg）时，可能超过每天 1.3g/IBW（kg）理想值（图 7-1）。特别是当碳水化合物比例为 50%～55% 时，如果脂类比例<30%，蛋白质比例将会增加，随之蛋白质摄入量也会增加。这种情况就带来了一个问题，即高蛋白质摄入量是否有害。高蛋白质摄入量可能会

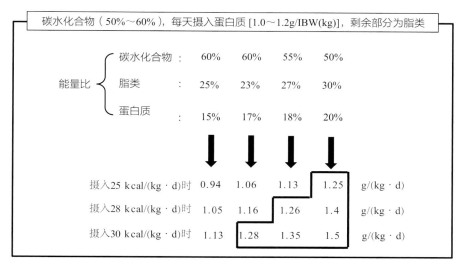

▲ 图 7-1　糖尿病患者饮食治疗中的蛋白质摄入量

糖尿病患者饮食治疗中推荐的蛋白质摄入量为总能量的 15%～20% 或每天摄入量为 1.0～1.5g/IBW（kg）

造成包括肾脏在内的器官损害。Halbesma 等报道了与蛋白质摄入量为 1.10～1.26g/(kg·d) 的对照组相比，高蛋白质摄入量 [1.38～3.27g/(kg·d)] 组的可能增加了心血管事件的发生率 [4]。曾有报道，健康老年人因高蛋白摄入 [2.0g/(kg·d)] 而导致肾脏损害 [5]。一项超过 11 年的长期研究报道称，肾功能轻度减低 [eGFR 为 55～88ml/(min·1.73m²)] 的女性，蛋白摄入量＞1.3g/(kg·d) 与肾功能的进行性下降 [蛋白质摄入量每增加 10g/d，eGFR 降低 7.72ml/(min·1.73m²)] 相关 [5]。因此，即使在 DKD 患者肾功能没有明显下降的阶段，应避免每天摄入蛋白质超过 1.3g/IBW（kg），因为高蛋白质摄入会导致 DKD 进展和发生心血管事件的风险增高。

因此，在对 DKD 患者进行低碳水化合物饮食疗法，减少碳水化合物摄入而改善血糖水平时，为了降低高蛋白质摄入的风险，应避免将碳水化合物限制至低于能量需求的 50%。在碳水化合物摄入量为 50%～55% 的饮食疗法时，也需考虑到蛋白质摄入量的增加，并应长期密切随访患者。

3. 盐限制

高血压是糖尿病患者的一种常见的合并症。特别需要说明的是，隐匿性高血压是正在接受降压治疗的 2 型糖尿病患者常见特征，高钠摄入与这种高血压相关 [6]。对于任何病因的高血压患者，盐的摄入量均应小于 6g/d。限盐具有独立的降压作用，因此推荐进行限盐。当限盐与药物联合使用时，可观察到改善蛋白尿和肾功能的效果 [7, 8]。然而，过度限制盐会降低食欲（尤其是对老年受试者），可能导致继发性脱水的肾功能恶化。因此，在这种情况下，需进行严格的监测。此外，关于限盐与心血管事件长期预后的关系，存在不同的观点 [9]。将来针对这一问题开展前瞻性、长期的干预研究可以为建立指南提供证据。日本肾脏病协会 2012 年慢性肾脏疾病的诊疗指南建议慢性肾脏病患者（包括 DKD 在内）每天盐的摄入量≥3g 或＜6g。

4. 钾摄入量

高钾的摄入量，特别是柠檬酸钾，会刺激钠从尿液中排泄，从而更好地控制血压。最近的一项观察性研究表明，在肾功能正常的 2 型糖尿病患者中，反映每天钾摄入量的尿钾排泄增加，与延缓肾功能减退和更低的心血管并发症有关[10]。因此，只要患者没有高钾血症或服用肾素–血管紧张素系统抑制药导致血钾升高的不良反应，建议从新鲜蔬菜或水果中摄入钾。需要开展干预性试验证实高钾摄入对 DKD 的治疗效果。

（二）慢性肾脏病 G1～G2A3 和 G3～G4 期的饮食治疗

除了热量摄入有关问题外，本节还讨论了大量蛋白尿阶段，患者蛋白质摄入限制的要求和临床实践。

1. 热量摄入

在大量蛋白尿期及 eGFR≥45ml/(min·1.73m²)（慢性肾脏病 G1～G2A3 阶段），根据患者肥胖程度和活动量推荐的热量每天摄入量为 25～30kcal/IBW（kg）[或根据蛋白质限制程度每天予 25～35kcal/IBW（kg）]，目标是保持体重指数＜25kg/m²。在 eGFR＜45ml/(min·1.73m²) 的患者中，推荐每天热量摄入量为 25～35kcal/IBW（kg）。

2. 蛋白质摄入的限制

目前，从 DKD 的大量蛋白尿阶段开始，每天蛋白质限制应为 0.8～1.0g/IBW（kg）。此外，在肾功能不全期，应每天限制蛋白质的摄入量，为 0.6～0.8g/IBW（kg）。值得注意的是，在 eGFR＜45ml/(min·1.73m²) 的大量蛋白尿阶段，应考虑将每天蛋白质限制到 0.6～0.8g/IBW（kg）。

临床工作中一直推荐限制蛋白质的摄入，因为限制蛋白质摄入被认为可改善肾小球内高压力 / 高滤过状态，并通过降低血磷、改善酸负荷、降低尿毒症毒素和延缓进入透析，控制 DKD 的进展。然而，关于限制蛋白质对 DKD 患者肾脏保护作用的 Meta 分析、系统综述和随机对照试验的结果存在争议[11-14]。目前，关于这个问题的证据尚不明确。

因此，各国的不同指南，如目前的美国糖尿病协会指南，并不积极推荐在 DKD 的饮食治疗中限制蛋白。导致蛋白质限制对肾脏保护作用研究结果不一致的原因，可能包括患者对于持续低蛋白质食物的依从性，以及哪种蛋白质摄入有肾脏保护作用。在日本进行了一项为期 5 年的随机对照试验，旨在确定限制蛋白对伴有大量蛋白尿的 2 型糖尿病患者的肾脏保护作用[12]，这次试验结果显示，限制蛋白质摄入不具有明显的肾脏保护作用[12]。本研究还强调了长期限制蛋白质摄入的难度很大。然而，Nezu 等的 Meta 分析报道显示，如果持续限制蛋白尿摄入，可以改善 eGFR[13]。如果能够持续限制蛋白质摄入，期待将会产生一致的研究结果。因此，对于能够坚持目前每天推荐的 0.6～0.8g/IBW（kg）的蛋白限制，预期可有肾脏保护作用。为了实现这一目标，需要医疗团队的协作。

研究者们展开了每天 0.6～0.8g/IBW（kg）的蛋白质限制是否足以发挥肾保护作用的研究。Ideura 等在一项纳入肾小球肾炎患者（血清肌酐水平≥6mg/dl）的临床研究中，每天进行 0.6g/IBW（kg）的蛋白限制未观察到肾脏保护作用，但在每天较高程度的蛋白限制 [<0.5g/IBW（kg）] 时观察到了肾脏保护作用[15]。此外，Shimai 等评估了对伴严重肾功能不全、血清肌酐水平≥3.0mg/dl 的糖尿病患者，每天给予 0.5g/IBW（kg）的蛋白质限制饮食能降低尿蛋白，延迟透析。然而，在蛋白质每天摄入≥0.6g/IBW（kg）时，没有观察到上述效果。这些结果表明，需要建立一个更严格的蛋白质限制，才能产生其肾脏保护作用。在当前条件下执行更严格的蛋白质限制，以期发挥肾脏保护作用，应使用特殊的低蛋白食物，并由经验丰富的医生和营养学家进行详细的体格评估，以避免营养不良。

蛋白质限制预期在肾脏保护方面发挥肯定的作用，但还需要更多的研究来建立最终的指南。此外，所需蛋白质的量也因个体的年龄和营养状况而有所不同。因此，目前没有统一的建议，只有在综合评估患者年龄、肾脏病理、风险、依从性等因素后，再进行蛋白质限制。

3. 蛋白质摄入限制的临床实施问题

开始蛋白质限制后，应评估患者的营养状况，如骨骼肌减少症和衰弱，以及蛋白尿和肾功能的变化。尽管由于不同研究对诊断或评估营养障碍的方法不同，对慢性肾脏病各期患者的报道存在差异，但 20%～50% 的慢性肾脏病患者存在蛋白质 – 能量营养不良（protein-energy malnutrition，PEW）[16, 17]。此外，透析前期和透析期的营养不良状态，可通过慢性炎症或氧化应激增加等因素增加心血管疾病的风险和死亡率。如果在进行蛋白质限制时不能保证足够的能量摄入，则摄入的蛋白质可能不能有效地用于蛋白质合成，从而导致蛋白质 – 能量营养不良。因此，对严重肾功能不全患者进行蛋白质限制时，要保证患者能量摄入至少为每千克理想体重（IBW）或实际体重 30～35kcal（当体重指数<18.5kg/m²）。此外，对肥胖患者甚至可以在透析前期，给予能量摄入每千克理想体重（IBW）或实际体重 25kcal。虽然可以通过增加碳水化合物的摄入以保证蛋白质摄入限制期间有足够的能量，但这可能导致对血糖水平的控制较差。因此，有必要进行仔细的监测。

4. 限制盐的摄入量

无论是否合并发高血压，从这一阶段开始，建议限盐到 6g/d。对于肾病范围蛋白尿或心功能不全引起的水肿患者，特别建议限盐，因为无法控制的液体负荷会导致提前进入透析治疗。然而，从 DKD 前期到微量蛋白尿期，需要仔细监测由于过度限制盐摄入量而导致的脱水和肾功能减低（特别是与肾素 – 血管紧张素系统抑制药和利尿药联合应用时）。

5. 钾的限制

由于许多处于这个阶段的 DKD 患者会被给予肾素 – 血管紧张素系统抑制药，以发挥这些药物的肾脏保护作用，应该同时监测血清钾水平和血压。虽然所有大量蛋白尿期的患者通常不需要限制钾，但如果发生高钾血症，钾应限制在<2g/d，肾衰竭时钾应该限制在<1.5g/d。血清钾水平应维持在

$4.0\sim5.4mEq/L$ 范围内。

6. 磷的限制

血清磷水平的升高被认为与慢性肾脏病 – 骨矿物质代谢紊乱、慢性肾衰竭的继发性甲状旁腺功能亢进及异位钙化，包括血管钙化密切相关。此外，一项 Meta 分析显示，慢性肾脏病患者血清磷水平升高是肾功能恶化和死亡率升高的独立危险因素[18]。因此，血清磷水平的管理对于延长 DKD 患者的健康寿命至关重要。

因此，直到开始肾脏替代治疗，血清磷应保持在正常范围内（$2.5\sim4.5mg/dl$）。此外，饮食治疗应该包括限制磷摄入，以避免肾衰竭时血清磷水平升高导致高磷血症。然而，由于血清磷水平升高与蛋白质摄入量有关。因此，限磷应与蛋白质限制相关联。磷存在于细胞成分中，几乎所有的食物都含磷。几乎所有的磷都与蛋白质结合。因此，过量的蛋白质摄入量会导致磷的摄入量增加。但是，特别是应该避免磷 / 蛋白质含量高的食物，如一些乳制品、肝脏、小鱼（如白银鱼干、多春鱼干和其他鱼干）。虽然食品中的磷是有机磷，但许多食品添加剂都包括无机磷。虽然摄入的有机磷只有约 50% 被吸收，但约 90% 的无机磷被吸收。因此，应避免过量食用含有大量食品添加剂的快餐、速食食品、软饮料、零食和糖果，以防止过量摄入无机磷，导致磷的蓄积。

（三）临床 DKD 饮食治疗中的其他问题

应对每种营养物质进行质量控制。在过去的数十年里，进行了许多临床研究来确定延缓 DKD 的优化营养剂量。然而，碳水化合物、蛋白质和脂质都含有几种类型的营养物质。食物中主要含有葡萄糖和果糖。果糖一直被认为是 DKD 的不良食物[19]。糖尿病患者血清高尿酸水平与 DKD 进展和心血管事件相关。高果糖摄入刺激尿酸产生，导致 DKD 恶化[19, 22]。在一项研究中，与含葡萄糖饮料相比，在10 周内摄入 25% 能量需求的含果糖饮料受试者血清尿酸水平显著升高[23]。在美国国家健康和营养调查中，含糖软饮料的摄入与血清尿酸水平呈正相关，表明软饮中的果糖可以增加尿酸水平[24]。由于软饮含有果糖和大量无机磷，不推荐糖尿病患者摄入含糖软饮料。

膳食脂肪酸由饱和脂肪酸和不饱和脂肪酸组成。一些临床指南建议应避免使用饱和脂肪酸，而不饱和脂肪酸，特别是 ω-3 多不饱和脂肪酸，被推荐用于预防糖尿病患者的血管并发症[25]。

此外，最近包括终结高血压饮食方法试验（Dietary Approaches to Stop Hypertension，DASH）的一些研究报道，表明大量摄入植物性蛋白质有助于控制血压和防止慢性肾脏病的进展[26]。然而，摄入动物性蛋白质与慢性肾脏病的进展相关[27, 28]。总之，DKD 的理想饮食疗法，不但要确定每种营养物质的质量控制，还需同时对营养物质的量进行控制。

必须避免低血糖的发生，特别是对于应用胰岛素类似物或不依赖血糖水平的口服胰岛素促泌剂患者。症状性低血糖与较高的死亡风险相关[29]。在肾功能不全的糖尿病患者中，必须预防经常发生的低血糖。对于患有心力衰竭、肾衰竭或肾病综合征的患者，也必须避免过量的液体摄入。因此，肾功能不全的患者限制摄入的糖类包括葡萄糖、水果糖、蜂蜜，以及非可乐汽水（而不是一般推荐的果汁或可乐饮料）。

不论哪种肾脏疾病，蛋白尿升高都是慢性肾脏病进展的一个重要预后因素。在 20 世纪，慢性肾脏病分期在 G3 以下的绝大多数糖尿病患者出现大量蛋白尿[30]。相比之下，有蛋白尿的糖尿病患者数量一直在减少，但更低 eGFR [<60ml/(min·1.73m²)] 水平甚至没有蛋白尿的糖尿病患者数量却一直在增加[30]。目前，没有关于肾小球滤过率早期下降的糖尿病患者接受饮食治疗的临床证据。今后，应为这些患者提供理想的饮食策略。

（四）饮食疗法对 DKD 及血管损伤动物模型肾脏保护作用的机制

肾素 - 血管紧张素系统（RAS）过度激活导致的肾小球内高压及高血糖、血脂异常引起的细胞内和细胞外代谢改变被认为是关于 DKD 发病的经典机制。这些因素都会导致蛋白尿增加和多种细胞损伤，包括血管内皮细胞、系膜细胞、足细胞和肾小管细胞，这些病变协同作用导致肾脏损伤、DKD 进展。

在各类营养素中，研究最为广泛的是蛋白质摄入限制的肾脏保护机制。蛋白质水平与 RAS 的活性有关。蛋白质过负荷激活 RAS，而蛋白质限制则抑制肾内 RAS 的激活[31-33]。Peters 等报道，RAS 阻断和低蛋白饮食对肾病大鼠的疾病控制有叠加效应[34]，这表明除了 RAS 抑制药外，限制蛋白质摄入发挥了独立的作用机制来阻止肾脏疾病的进展。此外，膳食蛋白质超载增加了肾小球氨基酸的排泄，导致近端小管中氨基酸、钠和氯的重吸收增加，这导致肾小球旁器中感受的氯水平减低[35]，进而激活肾小球管球反馈。然后，蛋白超载增加了肾小球滤过率[36]。因此，理论上，通过限制蛋白质摄入来实现调节肾小球内压力可以防止 DKD 的进展。

除了蛋白质限制外，限盐也能降低高滤过[37]。因此，特别是存在肾小球高滤过状态下，限制蛋白质和食盐的摄入可能是通过降低肾小球的蛋白质通透性，改善血流动力学变化，发挥了肾脏保护机制。

细胞内和细胞外代谢的改变，如氧化应激、蛋白激酶 C 信号通路的激活、多元醇和己糖胺途径及晚期糖基化终末产物的过度积累是 DKD 发病机制的经典理论[38]。所有这些变化都是由于高血糖和血脂异常引起的。因此，这些病理通路的调节参与了的肾脏保护机制（包括减少热量摄入），由此更好地控制体重、血糖和脂质。

除了传统的 DKD 模型外，已有新的发病机制模型被应用于机制研究。血管钙化常见于 DKD 患者，并与较高的心血管事件和慢性肾脏病进展相关[39]。磷的代谢也与这些事件密切相关。有研究表明，血磷毒性导致血管钙化相关的内皮功能障碍和慢性肾脏病进展[40]。因此，应更加重视限制膳食磷摄入，来预防血管损伤相关的心血管事件和 DKD 进展。

细胞内营养感受系统被认为是另一种 DKD 发病机制研究很有潜力的模型，目前受到广泛关注[41]。营养感知信号及其相关的细胞内机制已进化到可以对抗哺乳动物长期的饥饿，这些营养感知系统也保留在肾脏细胞内。最近的研究表明，糖尿病肾脏中有三种营养感知信号的活性发生了改变，其中包括雷帕霉素复合物 1 有机靶点（mTORC1）、AMP 活化的蛋白激酶（AMPK）和哺乳动物 sirtuin1 同源物（Sirt1）。在 DKD 的实验动物模型中，mTORC1 的过度激活会导致严重的足细胞损伤和肥胖相关的近端肾小管细胞损伤[42, 43]。与糖尿病相关的 AMPK 活性降低也与 DKD 相关[44]。此外，在链球菌素诱导的糖尿病小鼠中观察到近端肾小管细胞和足细胞中的 Sirt1 活性降低，与蛋白尿的增加有关[45]。有趣的是，蛋白限制抑制了糖尿病大鼠肾脏的 mTORC1 信号[46]，而热量限制保留了 Sirt1 和 AMPK 的信号激活[47]。因此，蛋白质和热量限制的肾脏保护作用机制可能是通过改善 DKD 的这些信号通路。

此外，自噬活性也受上述营养感知信号的调控，在糖尿病的情况下，足细胞和近端肾小管细胞的自噬活性也发生了改变[43, 48]。在糖尿病时，由于营养过量导致的营养状态改变可能会干扰营养感知系统调节的细胞内稳态，导致细胞器功能障碍和 DKD 的加重。有趣的是，在糖尿病大鼠中，糖尿病自噬活性降低发生逆转，从而维持正常线粒体形态和功能[46]。过量的磷也可能会削弱自噬活性。因此，DKD 的蛋白限制、热量限制和磷限制介导的自噬重新激活可能在肾脏保护中发挥了核心作用。

三、结论

本章概述了从 DKD 前期到肾衰竭阶段的 DKD 的饮食治疗。关于 DKD 患者透析前期的饮食治疗需要考虑的重要问题是，是否应该实施蛋白质限制，如果是应该实施，从什么阶段和限制到什么程度上。然而，还有许多问题有待研究，如蛋白质限制的程度，所需的蛋白质质量（动物或植物），以及氨基酸的平衡，以实现肾脏保护作用。

在临床常规诊疗工作中，基于能量限制的糖尿病饮食应转变为基于蛋白质限制的 DKD 饮食，并保证摄入足够的能量以预防蛋白质 – 能量营养不良。然而，根据患者自身的特点，也会存在治疗效果的个体差异。为了避免这种情况，微量蛋白尿期就需要被及时诊断，从疾病的这个阶段开始对患者进行教育，以避免进一步发展为肾衰竭。在 DKD 的任何阶段，饮食治疗应该在考虑了年龄、依从性和整体身体状况后，进行个体化定制。此外，在开始饮食治疗后，需要通过持续的监测体重、营养评估、体格检查和依从性来评估饮食的有效性。

参考文献

[1] Whitham D. Nutrition for the prevention and treatment of chronic kidney disease in diabetes. Can J Diabetes. 2014;38(5):344–8.

[2] Look ARG, Pi-Sunyer X, Blackburn G, Brancati FL, Bray GA, Bright R, et al. Reduction in weight and cardiovascular disease risk factors in individuals with type 2 diabetes: one-year results of the look AHEAD trial. Diabetes Care. 2007;30(6):1374–83.

[3] Morales E, Valero MA, Leon M, Hernandez E, Praga M. Beneficial effects of weight loss in overweight patients with chronic proteinuric nephropathies. Am J Kidney Dis. 2003;41(2):319–27.

[4] Halbesma N, Bakker SJ, Jansen DF, Stolk RP, De Zeeuw D, De Jong PE, et al. High protein intake associates with cardiovascular events but not with loss of renal function. J Am Soc Nephrol. 2009;20(8):1797–804.

[5] Walrand S, Short KR, Bigelow ML, Sweatt AJ, Hutson SM, Nair KS. Functional impact of high protein intake on healthy elderly people. Am J Physiol Endocrinol Metab. 2008;295(4):E921–8.

[6] Uzu T, Nakao K, Kume S, Araki H, Isshiki K, Araki S, et al. High sodium intake is associated with masked hypertension in Japanese patients with type 2 diabetes and treated hypertension. Am J Hypertens. 2012;25(11):1170–4.

[7] Kanauchi N, Ookawara S, Ito K, Mogi S, Yoshida I, Kakei M, et al. Factors affecting the progression of renal dysfunction and the importance of salt restriction in patients with type 2 diabetic kidney disease. Clin Exp Nephrol. 2015;19(6):1120–6.

[8] Parvanova A, Trillini M, Podesta MA, Iliev IP, Ruggiero B, Abbate M, et al. Moderate salt restriction with or without paricalcitol in type 2 diabetes and losartan-resistant macroalbuminuria (PROCEED): a randomised, double-blind, placebo-controlled, crossover trial. Lancet Diabetes Endocrinol. 2018;6(1):27–40.

[9] Taylor RS, Ashton KE, Moxham T, Hooper L, Ebrahim S. Reduced dietary salt for the prevention of cardiovascular disease: a meta-analysis of randomized controlled trials (Cochrane review). Am J Hypertens. 2011;24(8):843–53.

[10] Araki S, Haneda M, Koya D, Kondo K, Tanaka S, Arima H, et al. Urinary potassium excretion and renal and cardiovascular complications in patients with type 2 diabetes and normal renal function. Clin J Am Soc Nephrol. 2015;10(12):2152–8.

[11] Hansen HP, Tauber-Lassen E, Jensen BR, Parving HH. Effect of dietary protein restriction on prognosis in patients with diabetic nephropathy. Kidney Int. 2002;62(1):220–8.

[12] Koya D, Haneda M, Inomata S, Suzuki Y, Suzuki D, Makino H, et al. Long-term effect of modification of dietary protein intake on the progression of diabetic nephropathy: a randomised controlled trial. Diabetologia. 2009;52(10):2037–45.

[13] Nezu U, Kamiyama H, Kondo Y, Sakuma M, Morimoto T, Ueda S. Effect of low-protein diet on kidney function in diabetic nephropathy: meta-analysis of randomised controlled trials. BMJ Open. 2013;3(5):e002934.

[14] Pan Y, Guo LL, Jin HM. Low-protein diet for diabetic nephropathy: a meta-analysis of randomized controlled trials. Am J Clin Nutr. 2008;88(3):660–6.

[15] Ideura T, Shimazui M, Morita H, Yoshimura A. Protein intake of more than 0.5 g/kg BW/day is not effective in suppressing the progression of chronic renal failure. Contrib Nephrol. 2007;155:40–9.

[16] Pupim LB, Cuppari L, Ikizler TA. Nutrition and metabolism in kidney disease. Semin Nephrol. 2006;26(2):134–57.

[17] Stenvinkel P, Heimburger O, Paultre F, Diczfalusy U, Wang T, Berglund L, et al. Strong association between malnutrition, inflammation, and atherosclerosis in chronic renal failure. Kidney Int. 1999;55(5):1899–911.

[18] Da J, Xie X, Wolf M, Disthabanchong S, Wang J, Zha Y, et al. Serum phosphorus and progression of CKD and mortality: a meta-analysis of cohort studies. Am J Kidney Dis. 2015;66(2):258–65.

[19] Bjornstad P, Lanaspa MA, Ishimoto T, Kosugi T, Kume S, Jalal D, et al. Fructose and uric acid in diabetic nephropathy. Diabetologia. 2015;58(9):1993–2002.

[20] Ficociello LH, Rosolowsky ET, Niewczas MA, Maselli NJ, Weinberg JM, Aschengrau A, et al. High-normal serum uric acid increases risk of early progressive renal function loss in type 1 diabetes: results of a 6-year follow-up. Diabetes Care. 2010;33(6):1337–43.

[21] Jalal DI, Rivard CJ, Johnson RJ, Maahs DM, McFann K, Rewers M, et al. Serum uric acid levels predict the development of albuminuria over 6 years in patients with type 1 diabetes: findings from the Coronary Artery Calcification in Type 1 Diabetes study. Nephrol Dial Transplant. 2010;25(6):1865–9.

[22] Stirpe F, Della Corte E, Bonetti E, Abbondanza A, Abbati A, De Stefano F. Fructose-induced hyperuricaemia. Lancet. 1970;2(7686):1310–1.

[23] Cox CL, Stanhope KL, Schwarz JM, Graham JL, Hatcher B, Griffen SC, et al. Consumption of fructose- but not glucose-sweetened beverages for 10 weeks increases circulating concentrations of uric acid, retinol binding protein-4, and gamma-glutamyl transferase activity in overweight/obese humans. Nutr Metab (Lond). 2012;9(1):68.

[24] Choi JW, Ford ES, Gao X, Choi HK. Sugar-sweetened soft drinks, diet soft drinks, and serum uric acid level: the Third National Health and Nutrition Examination Survey. Arthritis Rheum. 2008;59(1):109–16.

[25] Shapiro H, Theilla M, Attal-Singer J, Singer P. Effects of polyunsaturated fatty acid consumption in diabetic nephropathy. Nat Rev Nephrol. 2011;7(2):110–21.

[26] Rebholz CM, Crews DC, Grams ME, Steffen LM, Levey AS, Miller ER 3rd, et al. DASH (dietary approaches to stop hypertension) diet and risk of subsequent kidney disease. Am J Kidney Dis. 2016;68(6):853–61.

[27] Haring B, Selvin E, Liang M, Coresh J, Grams ME, Petruski-Ivleva N, et al. dietary protein sources and risk for incident chronic kidney disease: results from the

Atherosclerosis Risk in Communities (ARIC) study. J Ren Nutr. 2017;27(4):233–42.

[28] Lew QJ, Jafar TH, Koh HW, Jin A, Chow KY, Yuan JM, et al. Red meat intake and risk of ESRD. J Am Soc Nephrol. 2017;28(1):304–12.

[29] Ismail-Beigi F, Craven T, Banerji MA, Basile J, Calles J, Cohen RM, et al. Effect of intensive treatment of hyperglycaemia on microvascular outcomes in type 2 diabetes: an analysis of the ACCORD randomised trial. Lancet. 2010;376(9739):419–30.

[30] Afkarian M, Zelnick LR, Hall YN, Heagerty PJ, Tuttle K, Weiss NS, et al. Clinical manifestations of kidney disease among US adults with diabetes, 1988–2014. JAMA. 2016;316(6):602–10.

[31] Martinez-Maldonado M, Benabe JE, Wilcox JN, Wang S, Luo C. Renal renin, angiotensinogen, and ANG I-converting-enzyme gene expression: influence of dietary protein. Am J Phys. 1993;264(6 Pt 2):F981–8.

[32] Benabe JE, Fernandez-Repollet E, Tapia E, Luo C, Martinez-Maldonado M. Angiotensin II and catecholamines interaction in short-term low protein feeding. Kidney Int. 1993;44(2):285–93.

[33] Benabe JE, Wang S, Wilcox JN, Martinez-Maldonado M. Modulation of ANG II receptor and its mRNA in normal rat by low-protein feeding. Am J Phys. 1993;265(5 Pt 2):F660–9.

[34] Peters H, Border WA, Noble NA. Angiotensin II blockade and low-protein diet produce additive therapeutic effects in experimental glomerulonephritis. Kidney Int. 2000;57(4):1493–501.

[35] Gonska T, Hirsch JR, Schlatter E. Amino acid transport in the renal proximal tubule. Amino Acids. 2000;19(2):395–407.

[36] Sallstrom J, Carlstrom M, Olerud J, Fredholm BB, Kouzmine M, Sandler S, et al. High-protein-induced glomerular hyperfiltration is independent of the tubuloglomerular feedback mechanism and nitric oxide synthases. Am J Physiol Regul Integr Comp Physiol. 2010;299(5):R1263–8.

[37] Lau C, Sudbury I, Thomson M, Howard PL, Magil AB, Cupples WA. Salt-resistant blood pressure and salt-sensitive renal autoregulation in chronic streptozotocin diabetes. Am J Physiol Regul Integr Comp Physiol. 2009;296(6):R1761–70.

[38] Brownlee M. The pathobiology of diabetic complications: a unifying mechanism. Diabetes. 2005;54(6):1615–25.

[39] Sigrist MK, Taal MW, Bungay P, McIntyre CW. Progressive vascular calcification over 2 years is associated with arterial stiffening and increased mortality in patients with stages 4 and 5 chronic kidney disease. Clin J Am Soc Nephrol. 2007;2(6):1241–8.

[40] Scialla JJ, Lau WL, Reilly MP, Isakova T, Yang HY, Crouthamel MH, et al. Fibroblast growth factor 23 is not associated with and does not induce arterial calcification. Kidney Int. 2013;83(6):1159–68.

[41] Kume S, Thomas MC, Koya D. Nutrient sensing, autophagy, and diabetic nephropathy. Diabetes. 2012;61(1):23–9.

[42] Inoki K, Mori H, Wang J, Suzuki T, Hong S, Yoshida S, et al. mTORC1 activation in podocytes is a critical step in the development of diabetic nephropathy in mice. J Clin Invest. 2011;121(6):2181–96.

[43] Yamahara K, Kume S, Koya D, Tanaka Y, Morita Y, Chin-Kanasaki M, et al. Obesity-mediated autophagy insufficiency exacerbates proteinuria-induced tubulointerstitial lesions. J Am Soc Nephrol. 2013;24(11):1769–81.

[44] Zhao J, Miyamoto S, You YH, Sharma K. AMP-activated protein kinase (AMPK) activation inhibits nuclear translocation of Smad4 in mesangial cells and diabetic kidneys. Am J Physiol Renal Physiol. 2015;308(10):F1167–77.

[45] Hasegawa K, Wakino S, Simic P, Sakamaki Y, Minakuchi H, Fujimura K, et al. Renal tubular Sirt1 attenuates diabetic albuminuria by epigenetically suppressing Claudin-1 overexpression in podocytes. Nat Med. 2013;19(11):1496–504.

[46] Kitada M, Ogura Y, Suzuki T, Sen S, Lee SM, Kanasaki K, et al. A very-low-protein diet ameliorates advanced diabetic nephropathy through autophagy induction by suppression of the mTORC1 pathway in Wistar fatty rats, an animal model of type 2 diabetes and obesity. Diabetologia. 2016;59(6):1307–17.

[47] Kume S, Uzu T, Horiike K, Chin-Kanasaki M, Isshiki K, Araki S, et al. Calorie restriction enhances cell adaptation to hypoxia through Sirt1-dependent mitochondrial autophagy in mouse aged kidney. J Clin Invest. 2010;120(4):1043–55.

[48] Tagawa A, Yasuda M, Kume S, Yamahara K, Nakazawa J, Chin-Kanasaki M, et al. Impaired podocyte autophagy exacerbates proteinuria in diabetic nephropathy. Diabetes. 2016;65(3):755–67.

糖尿病肾病早期肾脏结构 – 功能的相似性与差异性

Renal Structural–Functional Relationships at the Early Stage of Diabetic Nephropathy Among Types 1 and 2 Diabetes: Similarity and Difference

Tatsumi Moriya　著

高建军　译

一、糖尿病肾病的肾脏组织学改变和临床表现

在 1 型和 2 型糖尿病中，糖尿病肾病的临床表现主要包括蛋白尿或肾功能下降。一旦出现明显的临床症状（如大量蛋白尿），表明已经有严重的组织学改变，肾功能也会继续下降。因此，在临床症状严重之前，我们需要确认早期肾脏结构与功能间的关系。

二、1 型和 2 型糖尿病患者的肾脏病理学表现

（一）典型的肾脏组织学表现为糖尿病性肾小球硬化

1 型和 2 型糖尿病的典型病理表现为肾小球基底膜（glomerular basement membrane，GBM）增厚、系膜扩张、肾小管萎缩或纤维化、小动脉透明样变（图 8-1 和图 8-2）。这些变化在有大量蛋白尿的 1 型和 2 型糖尿病患者中均较为常见。然而，在一些正常蛋白尿的糖尿病患者也发现有这样的组织学变化（表 8-1）。尽管目前认为在微量蛋白尿范围内的尿白蛋白排泄持续增加，是糖尿病肾病早期最佳的生物标志物，但其组织学损害可能在微量蛋白尿发生前就很严重了 [1, 2]。

（二）肾活检的形态学分析

应使用光镜（light microscopic，LM）和电镜（electron microscopic，EM）进行立体形态计量分析，

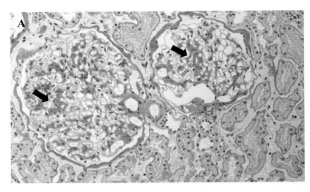
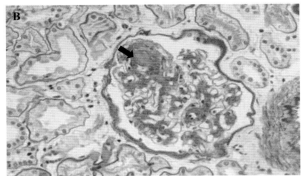

▲ 图 8-1　光镜显示，正常蛋白尿的糖尿病患者中可以见到系膜扩张（A. 箭）和结节性肾小球硬化（B. 箭）（PAS 染色）

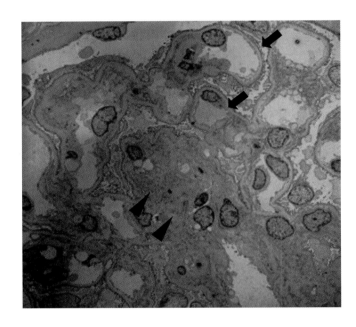

◀ 图 8-2　电镜显示正常蛋白尿的 2 型糖尿病患者的部分肾小球病变，主要表现为 GBM 增厚（箭）和系膜扩张（箭头）

以定量评估肾脏结构变化。从组织材料的观察区域获得系统无偏和有效的样本数是非常重要的。关于形态分析的细节，建议参考已发表的论文 [3-6]。以下为原著者单位的形态分析方法简要说明。

1. 光镜形态测量分析

肾活检组织在 10% 的福尔马林缓冲液中固定，并用 PAS 染色。应用 Weibel 和 Gomez 的矩阵法，在放大 150 倍的 LM 切片上测量平均肾小球体积（mean glomerular volume，MGV）[7]。如之前所描述，测量肾小球硬化百分比（percent global glomerular sclerosis，%GS）。每名患者至少测量 15 个肾小球的 MGV 和 %GS。间质体积分数 [interstitial volume fraction，Vv（Int/cortex）] 的测定是通过使用投影显微镜将放大 300 倍的 LM 切片投影到白色屏幕上，然后进行矩阵计算 [4]。小动脉透明样变指数（index of arteriolar hyalinosis，IAH）评分是通过对一个完整的 LM 切片中估算每个小动脉壁中透明质所占分数来计算 [9, 10]。

第 8 章　糖尿病肾病早期肾脏结构-功能的相似性与差异性

Renal Structural-Functional Relationships at the Early Stage of Diabetic Nephropathy Among Types 1 and 2 Diabetes: Similarity and Difference

表 8-1　糖尿病肾病的组织学表现

肾小球变化	• GBM 增厚 [a] • 系膜扩张 [a]，如弥漫性病变、结节性病变 • 足细胞丢失和足突宽度增大 • 内皮开窗减少 [a]
小管间质病变	• TBM 增厚 [a] • 间质扩张及纤维化 [a]
血管病变	• 小动脉透明样变 [a] • 动脉硬化 • 新生血管
JGA 变化	• JGA 增大 [a] • JGA 中 T 细胞浸润 [a]
其他	• 其他组织学表现

JGA. 球旁器

a 在正常蛋白尿阶段可见

此外，根据 Fioretto 等的研究，对 LM 下组织的肾损伤情况进行了分类 [11]。

• 1 型（C Ⅰ）：正常或接近正常的肾脏结构。这些患者的组织检查结果正常或显示轻微的系膜扩张、肾小管间质改变或小动脉透明样变，表现为其中的一种或几种。

• 2 型（C Ⅱ）：典型糖尿病肾小球病变，并有相对应的肾小管间质或血管病变。这些患者已经出现了肾小球、肾小管间质和小动脉的严重病变。

• 3 型（C Ⅲ）：非典型损伤，缺少或有轻度的糖尿病性肾小球病变，伴有不成比例的严重的小管间质损伤和（或）动脉透明样变 / 全球硬化。

2. 电镜形态学测量

所有标本被切割成厚切片与 80～90nm 的超薄切片，于北滨生物成像中心使用 JEOL CX100 透射电子显微镜（JEOL, Tokyo, Japan）进行研究。将肾组织切成 1mm³ 的立方体，使用 2.3M pH7.4 二甲基胂酸盐缓冲液溶解的 2.5% 戊二醛固定，然后在四氧化锇中固定。这些样本用乙醇梯度脱水，并包埋在 Quetol812（Nissin EM Inc., Tokyo, Japan）中。所有标本均切成厚切片和 80～90nm 超薄切片。每次活检应至少测量 2 个、通常测量 3 个非硬化肾小球。从每个样本块中选择最中心的肾小球，排除全球硬化的肾小球。常规体视学技术 [3, 5, 6, 12] 用于测量 GBM 厚度、系膜区体积 [mesangial fractional volume，Vv（Mes/glom）] 和外周 GBM 密度 [surface density of the peripheral GBM，Sv（PGBM/glom）]。简而言之，GBM 厚度采用正交截距法测量 [5]。Vv（Mes/glom）采用矩阵法测量，Sv（PGBM/glom）采用直线截距法测量 [3, 6, 12]。每次活检中估算 GBM 厚度的测量次数通常超过 100 次。

三、糖尿病肾病早期阶段的肾脏结构与功能关系

（一）横断面研究

1. 肾脏结构与尿蛋白

早前的研究表明，1 型糖尿病患者的尿白蛋白排泄增加与肾小球基底膜增厚和系膜扩张这些病理变化相对应[6, 13]。Caramori 等[14] 发现在正常、微量及大量蛋白尿的 1 型糖尿病患者均可出现严重的肾小球病变，如 GBM 增厚和系膜扩张。然而，在各种尿白蛋白排泄类型中，这些结构变化会有相当大的重叠。另一方面，正常蛋白尿和微量蛋白尿的 2 型糖尿病患者中，GBM 厚度和系膜扩张程度基本没有差异[12]，而这些组织学病变在大量蛋白尿患者中更为显著（图 8-3）。

2. 肾脏结构与肾小球滤过率

横断面研究表明，1 型和 2 型糖尿病患者的肾小球表面积与 GFR 相关[15-17]（图 8-4）。然而，长期观察中发现 GFR 随肾小球表面体积的减少而下降，机制并未阐明。

（二）纵向研究

1. 肾脏组织学结果可作为 1 型和 2 型糖尿病患者肾功能下降的预测因子

由于常规测量 GFR 及尿白蛋白排泄的方法缺乏敏感性，因此很难靠这些方法来评估 2 型糖尿病

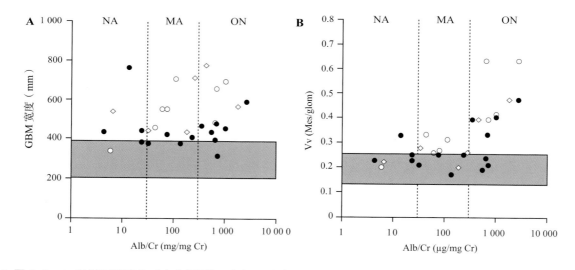

▲ 图 8-3　A. 无视网膜病变（实心圆圈）、有视网膜病变（空心圆圈）及增殖前或增殖性视网膜病变（空心菱形）的 3 组患者 GBM 宽度的个体值。阴影区域表示正常受试者 GBM 宽度的平均值 ±2SD。虚线显示了正常蛋白尿（NA）与微量蛋白尿（MA）、MA 与大量蛋白尿（ON）的界限。GBM 宽度在三个临床类别中完全重叠。B. 无视网膜病变（实心圆圈）、有视网膜病变（空心圆圈）及增殖前或增殖性视网膜病变（空心菱形）的 3 组患者 Vv（Mes/glom）的个体值。阴影区域表示正常日本受试者 Vv（Mes/glom）的平均值 ±2SD。虚线显示了正常蛋白尿（NA）与微量蛋白尿（MA）、MA 与大量蛋白尿（ON）的界限。Vv（Mes/glom）在 NA 和 MA 中完全重叠，而 ON 组的 Vv（Mes/glom）值高于 NA 和 MA 组

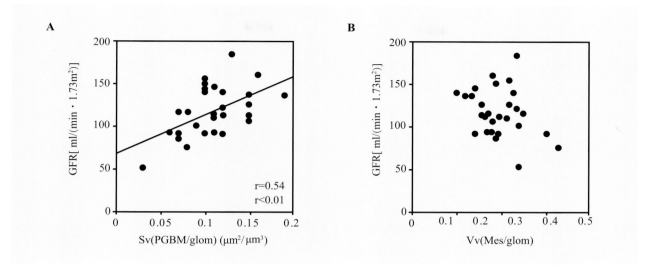

▲ 图 8-4　外周肾小球基底膜表面密度（A）及系膜体积分数（B）与基线 GFR 数据比较
A 中的直线表示线性回归线，具有统计意义 [GFR=449.2×Sv（PGBM/glom）+68.6，*r*=0.54，*P*＜0.01]

患者进展至糖尿病肾病的风险。由此探索开展了以肾组织改变作为糖尿病肾病易感性指标的研究。许多纵向研究表明，组织学指标可用于预测 1 型和 2 型糖尿病患者肾功能下降或蛋白尿增加[14, 18]。事实上，研究表明 GBM 增厚是正常蛋白尿的 1 型糖尿病患者发生大量蛋白尿或终末期肾病的危险因素[14]。日本对 2 型糖尿病患者随访 6 年后发现，GBM 增厚和系膜扩张可用于预测蛋白尿增加[18]。在肾功能进展方面，在一项使用肾组织活检进行的研究中，2～6 年的随访发现 GBM 增厚和系膜扩张可用以预测伴有微量白蛋白和大量蛋白尿 2 型糖尿病患者的 GFR 下降[19]。此外，最近在印第安人[20]、日本人[21, 22]、中国人[23] 中开展的几项研究显示，在多数大量蛋白尿的患者中，组织学指标可提示其肾功能下降。

2. 肾组织异质性与肾功能变化

目前，还有没足够的纵向研究数据显示哪些结构变化可以预测正常蛋白尿的 1 型和 2 型糖尿病患者 GFR 下降的斜率。日本秋田、奈良、新潟和北藤大学医院对无大量蛋白尿、血尿或肾功能下降，也无任何动脉粥样硬化性疾病且血压正常的 2 型糖尿病患者进行分析[24]，根据之前的研究[11]，将肾组织病变分为三个组织学类型。这三组患者在基线时尿白蛋白排泄率均无差异。然而，在随访中，CⅡ组的尿白蛋白排泄率显著增加，CⅡ组的初始与最终蛋白尿相比发生了明显变化。组间相比，三组的 eGFR 在基线和随访后均无差异，但组内比较显示：CⅡ 和 CⅢ组经过 11 年的随访后 eGFR 有明显的下降。CⅠ组的 eGFR 较年龄相关的下降相比只是每年有轻度的下降 [＜1.0ml/(min·1.73m²)]，且患者随访结束时 eGFR 较基线相比，无明显变化[25]。因此，在这 11 年的随访中发现，肾组织结构正常或接近正常的患者肾功能基本保持不变。CⅡ组患者的 eGFR 下降斜率明显大于 CⅠ组的患者，同时，随访结束时 CⅡ组患者的尿白蛋白排泄率显著增加，大量蛋白尿的发生比例明显增加（表 8-2）。

表 8-2　11 年随访期间初始阶段及最终阶段肾功能及其变化

特　征	CⅠ（n=12）	CⅡ（n=14）	CⅢ（n=11）	ANOVA
初始 eGFR[ml/(min·1.73m²)]	88.0±14.9	93.9±26.1	93.9±17.2	NS
最终 eGFR[ml/(min·1.73m²)]	76.5±24.4	59.9±21.5	76.6±13.1	NS（0.07）
eGFR 每年下降斜率 [ml/(min·1.73m²)]	-1.08±1.23	-4.11±3.99	-1.69±1.96	0.02
P 值（初始 vs. 最终 eGFR）	NS	0.0001	0.0058	—
初始 ACR（mg/g Cr）	25.9（2.2~277.1）	50.9（7.4~169.8）	15.8（5.6~251.0）	NS
最终 ACR（mg/g Cr）	16.2（0.2~1403.2）	162.8（2.4~4135.9）	44.9（3.1~367.2）	NS
P 值（初始 vs. 最终 ACR）	NS	<0.05	NS	—
初始蛋白尿阶段（NA/MA/ON）	7/5/0	5/9/0	7/4/0	NS
最终蛋白尿阶段（NA/MA/ON）	7/3/2	4/4/6	5/5/1	NS
P 值（初始 vs. 最终蛋白尿阶段）	NS	$P<0.05$（χ^2=8.0）	NS	—

3. 动脉透明样变和肾功能变化

动脉透明样变是 LM 下的一项组织学变化，它并不是糖尿病肾病的特异性组织学表现（图 8-5）。动脉透明样变可以通过 LM 来发现，并很容易判断它的严重程度。同时，入球和出球小动脉透明样变对于糖尿病肾病有一定的诊断价值。在我们之前的横断面研究中，与正常蛋白尿的患者相比，微量蛋白尿的 2 型糖尿病患者动脉透明样变增加[24]。在 1 型糖尿病的横断面研究中，动脉透明样变与肾小球全球硬化及肌酐清除率、尿白蛋白排泄率均明显相关[8]。然而，文献中没有关于 2 型糖尿病患者小动脉透明样变对 GFR 和尿白蛋白排泄变化预测价值的报道。尽管最近有两项报道调查了印第安人[20]和日本人[21]肾脏病理组织指标与肾功能减低的相关性，但第一项报道中并未统计小动脉透明样变[20]，而第二项研究则几乎全部只关注了大量蛋白尿的患者[21]。另一项针对日本 2 型糖尿病的研究表明，小动脉透明样变与 eGFR 下降相关，但同样主要关注了大量蛋白尿的患者[22]。在中国的大量蛋白尿的 2 型糖尿病患者中研究显示肾脏存活率与小动脉透明样变并无明显相关性[26]。

在之前的研究中[10]显示 Vv/（Mes/glom）与访视的 GFR 呈负相关（r=-0.401，P=0.033），而与 UAE 无关。另一方面，随访中发现小动脉透明样变指数评分与 GFR 呈负相关（r=-0.491，P=0.008）（图 8-6A），而与 UAE 呈正相关（r=0.420，P=0.007）（图 8-6A）。其中 22 名患者 IAH<2.0，7 名患者 IAH≥2.0（表 8-3），这两组患者的年龄、糖尿病持续时间、HbA1c、基线 UAE、基线 GFR、MGV、Vv（Int/cortex）、%GS、GBM 宽度、Vv（Mes/glom）和 Sv（PGBM/glom）均无差异。然而，随访后 IAH 评分≥2.0 的患者 eGFR 较基线时显著降低（P=0.025）且明显低于 IAH<2.0 的患者（P=0.005），IAH<2.0 患者的 eGFR 较基线时无明显变化（表 8-3）。逐步回归分析显示，在随访结束时，只有 IAH

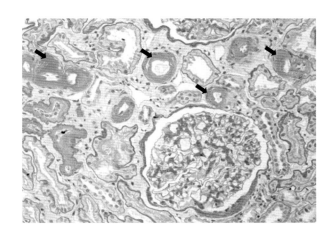

◀ 图 8-5　光镜显示正常蛋白尿的 2
型糖尿病患者出现间质扩张和小动脉
透明样变（箭）的表现

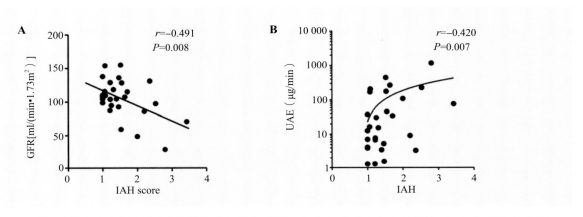

▲ 图 8-6　随访过程中小动脉透明样变指数评分与肾小球滤过率（A）和尿白蛋白排泄率（UAE）（B）的关系
　　在最终的观察中发现，IAH 评分与 GFR 呈负相关（r=-0.491，P=0.008），而与 UAE 呈正相关（r=0.420，P=0.007）

评分显著影响 GFR（F=5.2，P=0.036）（表 8-4），其他组织学改变包括系膜扩张等均不影响最终的 GFR。

　　因此，综上所述，有一些组织学指标与肾功能变化相关。未来应开展更大规模的 1 型和 2 型糖尿病患者纵向的研究，阐明组织学变化与肾功能变化间的因果关系非常有必要。

四、重复肾活检的重要性

　　事实上，为了搞清楚哪些组织学因素会影响肾功能的变化，我们可以进行重复肾活检。然而，在 1 型和 2 型糖尿病患者中进行研究相关的重复肾活检是比较困难的。之前在我们对 11 名正常蛋白尿和微量蛋白尿的 1 型糖尿病患者进行观察，对这些患者在间隔 5.6 ± 1.6 年的时间进行重复肾活检，结果显示尿白蛋白排泄率与系膜扩张增加相一致[13]，然而，这个研究并未描述肾组织指标与肾功能下降的长期相关性。另一项关于 18 名 1 型糖尿病伴微量蛋白尿患者的研究显示，尿白蛋白排泄与系

表 8–3 **IAH ≥ 2.0 与 IAH < 2.0 患者的临床特征、肾功能及组织学指标**

	IAH ≥ 2.0	IAH < 2.0	P 值
性别（男 / 女）	7（5/2）	22（17/5）	ND
年龄（岁）	48 ± 12	49 ± 10	0.765
糖尿病持续时间（年）	12 ± 8	12 ± 7	0.955
HbA1c（%）（mmol/mol）	8.2 ± 1.7[66.0 ± 8.1]	8.3 ± 2.0[66.9 ± 4.6]	0.924
基线 UAE（μg/min）	48.6（7.3～82.4）	12.2（0.0～180.2）	0.161
随访后 UAE（μg/min）	93.1（3.4～1180.3）	14.0（1.3～442.2）	0.208
P 值（UAE 基线 vs. 随访后）	0.157	0.231	—
基线 Iohexol–GFR[ml/(min · 1.73m²)]	122.6 ± 28.1	117.3 ± 27.1	0.657
随访后 Iohexol–GFR[ml/(min · 1.73m²)]	77.2 ± 36.2	112.9 ± 21.8	0.005
P 值（GFR 基线 vs. 随访后）	0.025	0.443	—
MGV（×10⁶μm³）	2.6 ± 0.4	3.3 ± 0.8	0.091
Vv（Int/cortex）	0.20 ± 0.05	0.21 ± 0.04	0.600
%GS	8.1 ± 13.4	3.9 ± 9.6	0.488
GBM 宽度（nm）	721 ± 127	708 ± 112	0.823
Vv（Mes/glom）	0.27 ± 0.07	0.24 ± 0.07	0.302
Sv（PGBM/glom）（μm²/μm³）	0.10 ± 0.02	0.11 ± 0.04	0.370
Total Mes/glom（×10⁶μm³）	0.71 ± 0.34	0.77 ± 0.26	0.638
Filtration S/G（μm²）	0.26 ± 0.04	0.37 ± 0.15	0.124

数据为 n，中位数（四分位数），或均数 ± 标准差

UAE. 尿白蛋白排泄率；GFR. 肾小球滤过率；MGV. 平均肾小球体积；Vv（Int/cortex）. 皮质间质体积分数；%GS. 肾小球全球硬化分比；GBM. 肾小球基底膜宽度；Vv（Mes/glom）. 系膜体积分数；Sv（PGBM/glom）. 每个肾小球周边 GBM 密度；Total Mes/glom. 每个肾小球总系膜的表面密度；Filtration S/G. 每个肾小球滤过表面；ND. 根据选择标准未计算

膜基质 / 肾小球体积分数相关，但随访 2～3 年后发现肾功能并未有变化[27]。一项较长的观察性研究表明，在 8 年的研究结束时，只有 HbA1c 值对 GFR 有影响，而组织学指标并不是 GFR 的影响因素[28]。另一项研究指出，经过 4 年的随访后结果指出肾间质纤维化是肾功能丧失的危险因素[29]，然而，这项研究只检测了大量蛋白尿的糖尿病患者（1 型糖尿病 29 人，2 型糖尿病 19 人），未包括正常或微量蛋白尿的患者。一项非常早期的日本研究通过重复肾活检提示血糖控制与肾组织学变化的关

表 8-4 逐步回归分析（因变量，最终 GFR）

自变量	*F* 值	*P* 值
MGV	2.31	0.147
Vv（Int/cortex）	1.60	0.223
%GS	1.68	0.211
IAH	5.20	0.036
GBM 宽度	0.24	0.629
Vv（Mes/glom）	2.78	0.113
Sv（PGBM/glom）	1.58	0.226

GFR. 肾小球滤过率；MGV. 平均肾小球体积；Vv（Int/cortex）. 皮质间质体积分数；%GS. 肾小球全球硬化分比；IAH. 小动脉透明样变指数；GBM. 肾小球基底膜宽度；Vv（Mes/glom）. 系膜体积分数；Sv（PGBM/glom）. 每个肾小球周边 GBM 密度

系[30]。但这项研究没有描述糖尿病的类型，也没有在随访中提供有关肾功能变化的详细信息。因此，尽管研究计划对 1 型糖尿病所致肾病的肾脏结构 – 功能关系进行研究，但迄今为止，很少有关于肾组织学变化与肾功能变化关系的长期随访研究。有研究显示肾素 – 血管紧张素 – 醛固酮系统阻断对视网膜和肾功能变化的影响，但该报道并未提及长期观察后肾脏组织学和功能变化之间的关系[32]。最近，日本开展了一项对 33 名正常和微量蛋白尿的 2 型糖尿病患者进行重复肾活检的研究，经过平均 6 年的观察结果显示，基线时正常或微量蛋白尿的 2 型糖尿病患者 GFR 的降低与系膜扩张造成的肾小球滤过表面积的减少有关（图 8-7）。这一相关性需要开展更大规模更长随访时间的研究来验证。因此，导致 1 型和 2 型糖尿病患者肾功能下降或蛋白尿增加的组织学改变尚未明确。

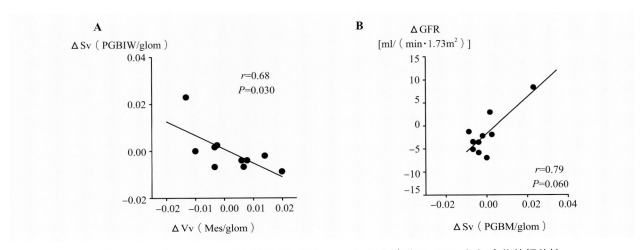

▲ 图 8–7 Sv（PGBM/glom）变化与 Vv（Mes/glom）（A）变化及 GFR（B）变化的相关性

A. 在 6 年的随访中，Sv（PGBM/glom）的年度变化与 Vv（Mes/glom）的年度变化呈负相关（*r*=0.68，*P*=0.030）；B. 此外，Sv（PGBM/glom）的年度下降与初次肾活检后 6 年内 GFR 下降呈正相关（*r*=0.79，*P*=0.006）

五、糖尿病肾病损伤与视网膜病变的相关性

对于未行肾活检的糖尿病肾病的诊断标准有：①至少 5 年的糖尿病史；②存在微量蛋白尿或大量蛋白尿；③无大量血尿或菌尿；④存在糖尿病视网膜病变；⑤排除其他原因的肾脏疾病。因此，临床上有关糖尿病视网膜病变的信息对糖尿病肾脏的诊断非常重要。事实上，与无糖尿病视网膜病变的患者相比，有视网膜病变的患者光镜下观察到系膜体积分数显著增加 [34]。此外，在白种人 2 型糖尿病患者中已明确视网膜病变与尿白蛋白排泄率有明显相关性 [35, 36]。这些数据表明，2 型糖尿病患者中典型的糖尿病肾小球硬化和肾组织学病变严重程度与视网膜病变有关，在 1 型糖尿病中情况也较相似。

另一方面，Chavers 等的研究也表明在 1 型糖尿病的白种人中，视网膜病变的严重程度与 Vv（Mes/glom）升高和 Sv（PGBM/glom）降低相一致 [37]。然而，研究也显示 Vv（Mes/glom）正常的患者中有 27% 的患者有严重的视网膜病变。最近有研究表明，糖尿病肾病的病变严重程度可能与视网膜病变等级并不完全一致 [38, 39]。Kanauchi 等 [38] 对 221 名日本 2 型糖尿病患者进行肾活检，以检查糖尿病肾病与视网膜病变间的关系，尽管整体人群中分析显示糖尿病肾病与视网膜病变具有一致性，但其中有 5 名无视网膜病变的患者出现严重的肾脏病变。研究认为，无视网膜病变的糖尿病患者的蛋白尿可能是非糖尿病造成的，一些无视网膜病变的患者确已经进展至糖尿病肾病。另一项对 36 名有临床蛋白尿的 2 型糖尿病患者进行研究，以阐述糖尿病肾病与视网膜病变的关系 [39]。该报道描述结节性肾小球硬化的糖尿病患者比单纯系膜硬化的患者有更严重的视网膜病变。然而，在这项研究中，几乎 50% 的单纯系膜硬化的患者并无视网膜病变。因此，作者认为结节性硬化和系膜扩张可能是由不同发病机制引起的。这些结果提示，在 2 型糖尿病患者中肾脏病变与视网膜病变并不一致。然而，其中一份报道只调查了有显性肾病的患者 [39]，而另一项报道未描述蛋白尿的情况 [38]。先前的报道显示有微量蛋白尿的白种人 2 型糖尿病患者的结构异质性 [111]，表明增生性视网膜病变仅见于典型的糖尿病肾小球硬化症的患者。

以前，有研究表明伴有微量蛋白尿和视网膜病变的 2 型糖尿病患者肾功能会有进行性下降 [40]。然而，尚不清楚 CⅡ型、视网膜病变和微量蛋白尿是否相互关联，以及怎样的组合可能影响肾功能下降。因此，我们分析了具有 CⅡ型和视网膜病变的伴有正常蛋白尿或微量蛋白尿的患者肾功能变化进程（表 8-5）[41]。值得关注的是，所有的正常蛋白尿及 8 名微量蛋白尿患者中有 7 人患有视网膜病变（表 8-5），两组患者的组织形态数据和基线 GFR 均无差异。经过 7.1±3.8 年的随访，从基线检查到随访，两组患者的尿白蛋白排泄量均无变化。而与基线相比，CⅡ型的微量白蛋白患者的 GFR 显著降低，而 CⅡ型的正常蛋白尿的患者 GFR 没有变化（表 8-5）。

以随访结束时 GFR 的变化作为结局变量的逐步回归分析显示，纳入视网膜病变及微量蛋白尿进行的分型影响 GFR 的变化（图 8-6）。而仅纳入视网膜病变，或仅纳入微量蛋白尿或系膜扩张的分类并不

影响 GFR（图 8-6）。

我们需要进行仔细的纵向研究以阐明糖尿病肾病与视网膜病变的进程及相互关系。

表 8-5　典型组织学损伤和糖尿病视网膜病变的患者中，伴有正常蛋白尿和
微量蛋白尿两组患者肾功能随访数据

	CⅡ型伴正常蛋白尿	CⅡ型伴微量蛋白尿	P 值
人数	5	7	ND
DR	5	7	ND
基线 UAE（µg/min）	5.4（5.1～14.6）	48.6（28.3～52.0）	ND
随访 UAE（µg/min）	15.4（4.6～244.0）	71.9（24.4～428.3）	ND
P 值（UAE 基线 vs. 随访）	0.834	0.848	
基线 Iohexol-GFR[ml/(min · 1.73m²)]	107.3 ± 19.8	130.6 ± 54.7	0.925
随访 Iohexol-GFR[ml/(min · 1.73m²)]	120.6 ± 23.4	80.9 ± 42.0	0.309
P 值（GFR 基线 vs. 随访）	0.821	0.048	

数据为 n，中位数（四分位数），或平均值 ± 标准差
UAE. 尿白蛋白排泄率；GFR. 肾小球滤过率，ND. 未进行

表 8-6　逐步回归分析

自变量（最终 GFR）	F 值	P 值
Vv（Mes/glom）	3.360	0.08
仅有 DR	0.708	0.41
仅有微量蛋白尿	2.766	0.11
仅组织损伤	1.934	0.18
DR 和微量蛋白尿	7.240	0.01

GFR. 肾小球滤过率；Vv（Mes/glom）. 系膜容积分数；DR. 糖尿病视网膜病变

六、糖尿病肾病的相似性及差异性

表 8-7 中显示了 1 型和 2 型糖尿病患者，特别是在糖尿病肾病早期（正常至微量蛋白尿）的相似性及差异性。两型糖尿病基本的组织学改变（包括肾小球、肾小管间质和小动脉病变），几乎相同，最重要的区别在于糖尿病肾病早期存在个体间病理改变的异质性[11, 24]，这种现象可能是糖尿病患者缺乏肾脏结构 - 功能关系的原因之一。糖尿病肾病损伤与其他糖尿病并发症如视网膜病变间的详细关系尚不清楚。

表 8-7　1 型和 2 型糖尿病患者糖尿病肾病间的相似性与差异性

组织学特征		1 型糖尿病	2 型糖尿病
基础组织表现		GBM 增厚，系膜扩张，小管间质扩张，TBM 增厚，小动脉透明样变	与 1 型相似
组织异质性		几乎没有	明显
肾结构功能关系	vs. 蛋白尿	表现	在蛋白尿早期无
	vs. GFR	肾小球滤过表面呈正相关	与 1 型相似
肾功能下降的预测指标		GBM 增厚、系膜扩张	GBM 增厚、系膜扩张、小动脉透明样变
与视网膜病变的关系		系膜扩张程度与视网膜病变严重程度相关	可能存在于典型的糖尿病肾小球硬化症中
连续肾活检与肾功能		表现为蛋白尿	可能存在，在大量情况下应予以澄清

总之，我们想要明确预测肾功能丧失的组织学指标，需要进一步开展纵向研究，应用重复肾活检来阐明两种类型的糖尿病肾病早期的详细结构 – 功能关系。

参考文献

[1] Caramori ML, Fioretto P, Mauer M. Low glomerular filtration rate in normoalbuminuric type 1 diabetic patients: an indicator of more advanced glomerular lesions. Diabetes. 2003;52(4):1036–40.

[2] Ekinci EI, Jerums G, Skene A, et al. Renal structure in normoalbuminuric and albuminuric patients with type 2 diabetes and impaired renal function. Diabetes Care. 2013;36(11):3620–6.

[3] Mauer SM, Steffes MW, Ellis EN, Sutherland DE, Brown DM, Goetz FC. Structural-functional relationships in diabetic nephropathy. J Clin Invest. 1984;74(4):1143–55.

[4] Lane PH, Steffes MW, Fioretto P, Mauer SM. Renal interstitial expansion in insulin-dependent diabetes mellitus. Kidney Int. 1993;43(3):661–7.

[5] Jensen EB, Gundersen HJ, Osterby R. Determination of membrane thickness distribution from orthogonal intercepts. J Microsc. 1979;115(1):19–33.

[6] Fioretto P, Steffes MW, Mauer M. Glomerular structure in nonproteinuric IDDM patients with various levels of albuminuria. Diabetes. 1994;43(11):1358–64.

[7] Weibel ER. Morphometry of the human lung: the state of the art after two decades. Bull Eur Physiopathol Respir. 1979;15(5):999–1013.

[8] Harris RD, Steffes MW, Bilous RW, Sutherland DE, Mauer SM. Global glomerular sclerosis and glomerular arteriolar hyalinosis in insulin dependent diabetes. Kidney Int. 1991;40(1):107–14.

[9] Drummond K, Mauer M, International Diabetic Nephropathy Study Group. The early natural history of nephropathy in type 1 diabetes: II. Early renal structural changes in type 1 diabetes. Diabetes. 2002;51(5):1580–7.

[10] Moriya T, Omura K, Matsubara M, Yoshida Y, Hayama K, Ouchi M. Arteriolar hyalinosis predicts increase in albuminuria and GFR decline in normo- and microalbuminuric japanese patients with type 2 diabetes. Diabetes Care. 2017;40(10):1373–8.

[11] Fioretto P, Mauer M, Brocco E, et al. Patterns of renal injury in NIDDM patients with microalbuminuria. Diabetologia. 1996;39(12):1569–76.

[12] Moriya T, Moriya R, Yajima Y, Steffes MW, Mauer M. Urinary albumin as an indicator of diabetic nephropathy lesions in Japanese type 2 diabetic patients. Nephron. 2002;91(2):292–9.

[13] Fioretto P, Steffes MW, Sutherland DE, Mauer M. Sequential renal biopsies in insulin-dependent diabetic patients: structural factors associated with clinical progression. Kidney Int. 1995;48(6):1929–35.

[14] Caramori ML, Parks A, Mauer M. Renal lesions predict progression of diabetic nephropathy in type 1 diabetes. J Am Soc Nephrol. 2013;24(7):1175–81.

[15] Ellis EN, Steffes MW, Goetz FC, Sutherland DE, Mauer SM. Glomerular filtration surface in type I diabetes mellitus. Kidney Int. 1986;29(4):889–94.

[16] Moriya T, Tsuchiya A, Okizaki S, Hayashi A, Tanaka K, Shichiri M. Glomerular hyperfiltration and increased glomerular filtration surface are associated with renal function decline in normo- and microalbuminuric type 2 diabetes. Kidney Int. 2012;81(5):486–93.

[17] Caramori ML, Kim Y, Huang C, et al. Cellular basis of diabetic nephropathy: 1. Study design and renal structural-functional relationships in patients with long-standing type 1 diabetes. Diabetes. 2002;51(2):506–13.

[18] Moriya T, Tanaka K, Hosaka T, Hirasawa Y, Fujita Y. Renal structure as an indicator for development of albuminuria in normo- and microalbuminuric type 2 diabetic patients. Diabetes Res Clin Pract. 2008;82(3):298–304.

[19] Nosadini R, Velussi M, Brocco E, et al. Course of renal function in type 2 diabetic patients with abnormalities of albumin excretion rate. Diabetes. 2000;49(3):476–84.

[20] Fufaa GD, Weil EJ, Lemley KV, et al. Structural predictors of loss of renal function in American Indians with type 2 diabetes. Clin J Am Soc Nephrol. 2016;11(2):254–61.

[21] Mise K, Hoshino J, Ueno T, et al. Prognostic value of tubulointerstitial lesions, urinary N-acetyl-beta-d-glucosaminidase, and urinary beta2-microglobulin in patients with type 2 diabetes and biopsy-proven diabetic nephropathy. Clin J Am Soc Nephrol. 2016;11(4):593–601.

[22] Shimizu M, Furuichi K, Toyama T, et al. Long-term outcomes of Japanese type 2 diabetic patients with biopsy-proven diabetic nephropathy. Diabetes Care. 2013;36(11):3655–62.

[23] Li L, Zhang X, Li Z, et al. Renal pathological implications in type 2 diabetes mellitus patients with renal involvement. J Diabetes Complicat. 2016;31(1):114–21.

[24] Moriya T, Suzuki Y, Inomata S, Iwano M, Kanauchi M, Haneda M. Renal histological heterogeneity and functional progress in normoalbuminuric and microalbuminuric Japanese patients with type 2 diabetes. BMJ Open Diabetes Res Care. 2014;2(1):e000029.

[25] Myers BD, Nelson RG, Williams GW, et al. Glomerular function in Pima Indians with noninsulin-dependent diabetes mellitus of recent onset. J Clin Invest. 1991;88(2):524–30.

[26] Li L, Zhang X, Li Z, et al. Renal pathological implications in type 2 diabetes mellitus patients with renal involvement. J Diabetes Complicat. 2017;31(1):114–21.

[27] Bangstad HJ, Osterby R, Dahl-Jorgensen K, Berg KJ, Hartmann A, Hanssen KF. Improvement of blood glucose control in IDDM patients retards the progression of morphological changes in early diabetic nephropathy. Diabetologia. 1994;37(5):483–90.

[28] Bangstad HJ, Osterby R, Rudberg S, Hartmann A, Brabrand K, Hanssen KF. Kidney function and glomerulopathy over 8 years in young patients with Type I (insulin-dependent) diabetes mellitus and microalbuminuria. Diabetologia. 2002;45(2):253–61.

[29] Taft JL, Nolan CJ, Yeung SP, Hewitson TD, Martin FI. Clinical and histological correlations of decline in renal function in diabetic patients with proteinuria. Diabetes.

1994;43(8):1046–51.

[30] Takazakura E, Nakamoto Y, Hayakawa H, Kawai K, Muramoto S. Onset and progression of diabetic glomerulosclerosis; a prospective study based on serial renal biopsies. Diabetes. 1975;24(1):1–9.

[31] Mauer M, Drummond K. The early natural history of nephropathy in type 1 diabetes: I. Study design and baseline characteristics of the study participants. Diabetes. 2002;51(5):1572–9.

[32] Mauer M, Zinman B, Gardiner R, et al. Renal and retinal effects of enalapril and losartan in type 1 diabetes. N Engl J Med. 2009;361(1):40–51.

[33] Moriya T, Yamagishi T, Matsubara M, Ouchi M. Serial renal biopsies in normo- and microalbuminuric patients with type 2 diabetes demonstrate that loss of renal function is associated with a reduction in glomerular filtration surface secondary to mesangial expansion. J Diabetes Complicat. 2019;33(5):368–73.

[34] Klein R, Zinman B, Gardiner R, et al. The relationship of diabetic retinopathy to preclinical diabetic glomerulopathy lesions in type 1 diabetic patients: the Renin-Angiotensin System Study. Diabetes. 2005;54(2):527–33.

[35] Schmitz A, Vaeth M. Microalbuminuria: a major risk factor in non-insulin-dependent diabetes. A 10-year follow-up study of 503 patients. Diabet Med. 1988;5(2):126–34.

[36] Marshall SM, Alberti KG. Comparison of the prevalence and associated features of abnormal albumin excretion in insulin-dependent and non-insulin-dependent diabetes. Q J Med. 1989;70(261):61–71.

[37] Chavers BM, Mauer SM, Ramsay RC, Steffes MW. Relationship between retinal and glomerular lesions in IDDM patients. Diabetes. 1994;43(3):441–6.

[38] Kanauchi M, Kawano T, Uyama H, Shiiki H, Dohi K. Discordance between retinopathy and nephropathy in type 2 diabetes. Nephron. 1998;80(2):171–4.

[39] Schwartz MM, Lewis EJ, Leonard-Martin T, Lewis JB, Batlle D. Renal pathology patterns in type II diabetes mellitus: relationship with retinopathy. The Collaborative Study Group. Nephrol Dial Transplant. 1998;13(10):2547–52.

[40] Moriya T, Tanaka S, Kawasaki R, et al. Diabetic retinopathy and microalbuminuria can predict macroalbuminuria and renal function decline in Japanese type 2 diabetic patients: Japan Diabetes Complications Study. Diabetes Care. 2013;36(9):2803–9.

[41] Moriya T, Matsubara M, Kishihara E, Yoshida Y, Ouchi M. Type 2 diabetic patients with diabetic retinopathy and concomitant microalbuminuria showed typical diabetic glomerulosclerosis and progressive renal dysfunction. J Diabetes Complicat. 2016;30(6):1111–6.

第9章

AMED 收集 600 例活检证实的糖尿病肾病研究

Study at AMED Collecting 600 Biopsy–Proven Diabetic Nephropathies

Kengo Furuichi　著

高建军　译

一、糖尿病肾病的临床及病理学背景

DN 是糖尿病的三大并发症之一，是一种由高血糖引起的微血管病。典型的病例中，患者首先出现微量蛋白尿，随着蛋白尿逐步加重、肾功能进行性降低，最终进展为终末期肾衰竭。到目前为止，DN 特别是早期 DN，均依据微量蛋白尿而确诊。因此，微量蛋白尿对早期诊断具有重要意义。在尿蛋白阴性或尿蛋白轻微阳性的病例中，应检测尿白蛋白。

一般来说，糖尿病患者肾脏的主要特征性病理改变发生在肾小球。此外，初期也能观察到弥漫性病变，晚期主要为特征性结节性病变即 Kimmelstiel–Wilson 病变。最终病理改变以肾小球硬化为结局。然而，肾功能不全和蛋白尿的发生和进展模式因病例的不同而差异很大[1-3]。因此，对涉及肾脏疾病发生和进展的风险进行分类是至关重要的。此外，改善血糖控制、肾素 – 血管紧张素系统阻滞药的使用和老龄化人口的增加已经改变了糖尿病患者肾病的临床表现。因此，每个糖尿病病例的病理变化有很大差异，评估每个病例的病理变化具有重要意义。

针对糖尿病合并肾脏病的治疗方法，对临床和病理疾病进行风险分类是有益的。日本 DN 的分类是基于蛋白尿和 eGFR 的临床分类[4, 5]。除了这种临床分类，病理结果也是肾脏疾病预后的重要因素[6]。此外，必须进行肾活检以排除糖尿病以外的其他肾脏疾病。最近对糖尿病患者肾脏活检的 Meta 分析显示肾脏疾病的变化极为多样[7]。而且最近的尸检研究表明，DN 的病理改变可发生在临床表现之前，如蛋白尿和 eGFR 下降[8-11]。因此，评估糖尿病患者肾脏疾病的病理改变具有重要的临床意义。然而，在常规临床实践中，糖尿病患者表现为典型的糖尿病蛋白尿和肾功能不全时很少进行肾活检。

二、糖尿病肾病中病理改变的重要性

如前文所述，2 型糖尿病中 DN 的病理表现是多种多样的 [12, 13]。因此，需要对每个病例的病理进行精确的评估。先前的研究表明，一些病理表现是肾脏事件、心血管事件和全因死亡率的良好预测因子 [6, 14]。结节性病变和系膜溶解是 DN 的典型病理表现，已被报道为肾功能异常的预测标志 [6, 15, 16]。渗出性病变也是 DN 的典型病理改变。先前的研究表明，无渗出性病变患者的肾脏生存率明显优于有这类病变的患者 [17]。然而，也有报道称，即使在正常蛋白尿病例中也偶然发现晚期糖尿病肾脏病变 [15]。这些对糖尿病肾脏疾病异质性的病理观察表明，评估病理表现和临床分类有助于预测 DN 患者的肾脏预后、心血管事件和全因死亡率。

三、美国肾脏病理学会制定的 DN 病理分类

美国肾脏病理学会 [18] 发表了一套 DN 病理病变的定义和分类标准，肾小球病变的分类主要基于 DN 的系膜扩张（表 9-1）。其他的病理改变，如肾小球基底膜增厚、结节性病变和肾小球硬化，都是额外的分级因素。肾小球病变的分类分为 5 级，即 Ⅰ 、ⅡA 、ⅡB 、Ⅲ 和Ⅳ。每个肾小球病理病变均有覆盖，如结节性病变、渗出性病变、系膜溶解等。相反，间质和血管病变是单独评估的。对间质纤维化和肾小管萎缩（renal tubular atrophy，IFTA）、间质细胞浸润、小动脉透明样变和动脉硬化进行单独评估（表 9-1）。美国肾脏病理学会对 DN 的病理分类是系统且合理的，可以预测 DN 患者的肾脏预后 [17, 19]。

四、新的 DN 病理分类法

在日本厚生劳动省和 AMED 共同发表了一种新的 DN 的病理分类 [20-22]（表 9-2）。与美国肾脏病理学会的分类相比，该分类有 9 种肾小球病变，即弥漫性病变（系膜扩张）、结节性病变（结节性硬化）、内皮下间隙增宽（基底膜双轨征）、渗出性病变、系膜溶解 / 微动脉瘤、门部新生血管形成（轻度小血管）、全球肾小球硬化 / 肾小球塌陷性改变、肾小球缺血性改变、肾小球节段性硬化。关于间质性病变，这种新的分类类似于美国肾脏病理学会的分类，其中包括 4 种间质和血管性病变，即 IFTA、间质细胞浸润、小动脉透明样变和动脉硬化伴内膜增厚。

表 9-1　美国肾病理学会病理分类体系

肾小球病变	GScl＞50%（Ⅳ级） ↓ 结节状（Ⅲ级） ↓ 系膜扩张＞50%（弥漫性）（ⅡB、ⅡA 级） ↓ 电镜下肾小球基底膜增厚（Ⅰ级）	
间质性病变	间质纤维化和肾小管萎缩	• 0（无 IFTA） • 1（＜25%） • 2（25%～50%） • 3（≥50%）
	间质细胞浸润	• 0（无浸润） • 1（只有与 IFTA 相关浸润） • 2（在无 IFTA 区域出现浸润）
血管性病变	小动脉透明样变	• 0（无透明样变） • 1（存在一个区域的小动脉透明样变） • 2（超过一个区域的小动脉透明样变）
	动脉硬化	• 内膜增厚大于中膜的厚度 • 0（无内膜增厚） • 1（内膜增厚小于中膜的厚度） • 2（内膜增厚大于中膜的厚度）

GScl. 整体性肾小球硬化；IFTA. 间质破裂和肾小管萎缩

表 9-2　AMED 研究的 DN 新病理分类

肾小球病变	Diffuse	• 0 正常或轻度系膜扩张 • 1 系膜扩张≤毛细血管腔 • 2 系膜扩张 = 毛细血管腔 • 3 系膜扩张≥毛细血管腔
	Nodular	• 0（无结节性病变） • 1（不论结节大小，在所有活检组织中存在 1 个或多个结节性病变）
	SubendW	• 基底膜双轨征（%） • 0（＜10%） • 1（10%～25%） • 2（25%～50%） • 3（≥50%）
	Exudative	• 0（未检出） • 1（在所有活检样本中检出一个或多个病变）
	MesLy	• 0（未检出） • 1（在所有活检样本中检出一个或多个病变）
	PVas	• 0（未检出） • 1（在所有活检样本中检出一个或多个病变）

（续表）

肾小球病变	GScl	（全球肾小球硬化和塌陷性肾小球病变·缺血性肾病的数量）/ 所有肾小球的数量（%）
	SScl	节段性肾小球硬化的数量 / 所有肾小球的数量（%）
	GMeg	• 肾小球直径超过 250μm • 0（未检出） • 1（可检出）
间质性病变	IFTA	• 0（无 IFTA） • 1（<25%） • 2（25%~50%） • 3（≥50%）
	ICell	• 0（无细胞浸润） • 1（<25%） • 2（25%~50%） • 3（≥50%）
血管性病变	Hyalin	• 0（无透明样变） • 1（一个或多个部分动脉透明样变） • 2（大概 50% 透明样变） • 3（超过 50% 的透明样变或完全透明样变）
	Arterio	• 0（无内膜增厚） • 1（内膜厚度 / 介质厚度<1） • 2（内膜增厚和内膜厚度 / 中膜厚度≥1） • EVG 染色有助于检出

Diffuse. 弥漫性病变（系膜扩张）；Nodular. 结节性病变（结节性硬化）；SubendW. 内皮下间隙增宽（基底膜双轨征）；Exudative. 渗出性病变；MesLy. 系膜溶解 / 微动脉瘤；PVas. 门旁周围新生血管形成（轻度小血管增生）；GScl. 全球肾小球硬化 / 塌陷性肾小球改变·缺血性肾小球改变；SScl. 节段性肾小球硬化；GMeg. 肾小球肥大；IFTA. 间质纤维化和肾小管萎缩；ICell. 间质细胞浸润；Hyalin. 动脉透明样变；Arterio. 伴有内膜增厚的动脉硬化

五、不同病理改变的定义和评分

针对每个定义和评分的细节已以手册形式出版[20]。下面简单总结了每个病变的定义，其评分如表 9-2 所示。

1. 弥漫性病变（系膜扩张）

弥漫性病变定义为系膜基质扩张，其宽度为系膜细胞核的 2 倍。病变应在一个肾小球的至少两个周围小叶中发现。

2. 结节性病变（结节硬化）

结节性病变定义为圆形系膜基质扩张，无正常毛细血管存在。

支持结果：典型结节性病变表现为 PAM 和 PAS 淡染。PAM 和 PAS 的判断应通过动脉中膜进行标准化。PAM 和 PAS 淡染区在马松染色下通常呈蓝色。弥漫性和结节性病变的区别在于弥漫性病变周围有正常毛细血管，而结节性病变周围没有正常毛细血管。

3. 内皮下间隙增宽

内皮下间隙水肿性增宽提示内皮下间隙增宽。

4. 渗出性病变

渗出性病变是指血清无定形蛋白沉积在内皮下间隙（纤维蛋白帽）或肾小囊壁（囊液滴）。

5. 系膜溶解/微动脉瘤

系膜溶解是指系膜基质溶解或减少及系膜细胞变性。

6. 门旁新生血管

传入和传出小动脉周围的肾小球门区有新生血管形成，血管壁常有透明样变。

7. 全球肾小球硬化、塌陷性肾小球病和缺血性肾脏病

肾小球毛细血管全部硬化，观察不到毛细血管腔，肾小球毛细血管塌陷。

8. 节段性肾小球硬化

在节段性肾小球硬化中，部分肾小球毛细血管发生硬化。

9. 肾小球肥大

在肾小球肥大中，所有活检标本中可以发现有一个或多个肾小球直径＞250μm。在放大 400 倍视野镜下，肾小球直径通常为 500μm 左右。

10. 间质纤维化、IFTA

间质纤维化是胶原及其相关分子的积聚。肾小管萎缩定义为肾小管直径和数量的减少。

11. 间质细胞浸润

间质细胞浸润定义为间质组织的炎症细胞浸润积累。

12. 动脉透明样变

动脉透明样变是透明化厚度与整个动脉壁厚度的比值，以百分比表示。将完全闭塞的动脉和连接全球硬化肾小球的动脉进行比较。

13. 内膜增厚

小动脉或更大动脉（小叶间动脉弓状动脉）内膜纤维增厚应与管壁横截面一起评估。部分患者严重内膜增厚占主要表现，而中膜难以检测。对分支动脉不进行评估。

六、基于日本糖尿病肾病分类的病理发现

1. 日本糖尿病肾病的分类

日本 DN 分类发表于 2014 年，由糖尿病肾病联合委员会（日本肾病学会、日本糖尿病协会、日本

透析治疗协会和日本代谢和临床营养学会）共同发布 [4, 5]（表 9-3）。DN 根据蛋白尿和 eGFR 水平进行分类，因为这些可预测日本糖尿病肾病患者的肾脏预后、心血管事件和全因死亡率。

表 9-3　日本 2014 年糖尿病肾病分类

阶　段	尿白蛋白（mg/g Cr）或尿蛋白（g/g Cr）	GFR（eGFR）[ml/(min·1.73m²)]
1 期（肾病前）	正常蛋白尿（＜30）	≥30ᵃ
2 期（初始肾病）	微量蛋白尿（30～299）ᵇ	≥30
3 期（明显肾病）	大量蛋白尿（≥300）或持续性蛋白尿（≥0.5）	≥30ᶜ
4 期（肾衰竭）	任何蛋白尿 / 蛋白尿状态 ᵈ	＜30
5 期（透析治疗）	持续透析治疗的任何状态	

a. GFR＜60ml/(min·1.73m²) 与 CKD 的诊断一致，GFR 低于 60ml/(min·1.73m²) 的患者可能涉及糖尿病肾病以外的潜在原因，因此需要对糖尿病肾病和任何其他潜在的非糖尿病肾病进行鉴别诊断

b. 微量蛋白尿患者经根据糖尿病肾病的早期诊断标准进行鉴别诊断后，可诊断为早期肾病

c. 需要警惕大蛋白尿患者，其肾脏事件（如 eGFR 下降至基线值的 50%，需要透析）随着 GFR 低于 60ml/(min·1.73m²) 而增加。

d. 所有 GFR＜30ml/(min·1.73m²) 的患者被归类为肾衰竭，无论其尿白蛋白 / 尿蛋白值如何。然而，对于那些正常蛋白尿和微量蛋白尿的患者，需要将糖尿病肾病和任何其他潜在的非糖尿病肾病进行鉴别诊断

2. 日本肾脏活检队列

在日本厚生劳动省和日本医学研究和发展局（Japan Agency for Medical Research and Development, AMED）的支持下，从日本各地的 13 家机构收集了 600 例糖尿病病例的肾脏活检结果，并进行分析 [22]。中位观察期为 70.4 个月，平均年龄 57.8 岁，男性占 67%。平均收缩压和舒张压分别是 144.5mmHg 和 78.9mmHg。平均血清 Alb 为 3.3mg/dl，HbA1c 为 7.6%，这是世界上最大的糖尿病肾病长期观察临床数据的活检队列之一。

七、基于日本糖尿病肾病分类的特征性病理结果发现

总体分析，DN 分期越高，其肾小球、间质和血管病变的病理评分越高，第 4 期评分最高（表 9-4 和图 9-1）。每个病理结果评分与其他病理结果评分有很强的相关性。这些结果提示，糖尿病肾病的病理改变的进展与临床表现的进展一致。而且，每一种病理改变的进展与其他病理改变是相对应的，与临床分期的进展相一致。

除此之外，基于临床表现的亚组分析也很有价值。在基于日本 DN 分类的分析中，每个阶段都有特征性病理表现。即使在 1 期，78% 的病例表现出弥漫性病变。此外，超过 50% 的病例表现为 IFTA、间质细胞肥大、小动脉透明样变和内膜增厚。这些结果表明，即使在糖尿病肾病的早期临床阶段，间质和血管变化和肾小球变化一样均有进展。此外，这些结果表明，糖尿病肾病各种病理进展可能在临

表 9-4 各病理结果的平均评分

	1 期	2 期	3 期	4 期	合 计
Diffuse	1.2	1.5	2.2	2.5	2.1
Nodular	0.1	0.2	0.5	0.6	0.4
SubendW	0.4	0.7	1.1	1.4	1.0
Exudative	0.1	0.2	0.5	0.6	0.5
MesLy	0.1	0.2	0.5	0.5	0.4
PVas	0.2	0.7	0.8	0.8	0.7
GScl（%）	7.9	13.0	25.0	40.0	24.4
SScl（%）	3.0	1.6	3.8	5.7	3.8
GMeg	0.1	0.3	0.4	0.4	0.4
IFTA	0.8	1.1	1.9	2.4	1.8
ICell	0.9	0.9	1.3	1.8	1.3
Hyalin	1.4	1.9	2.2	2.5	2.1
Arterio	0.8	1.2	1.2	1.5	1.2

Diffuse. 弥漫性病变（系膜扩张）；Nodular. 结节性病变（结节性硬化）；SubendW. 内皮下间隙增宽（基底膜双轨征）；Exudative. 渗出性病变；MesLy. 系膜溶解 / 微动脉瘤；PVas. 门旁周围新生血管形成（轻度小血管增生）；GScl. 全球肾小球硬化 / 塌陷性肾小球改变·缺血性肾小球改变；SScl. 节段性肾小球硬化；GMeg. 肾小球肥大；IFTA. 间质纤维化和肾小管萎缩；ICell. 间质细胞浸润；Hyalin. 动脉透明样变；Arterio. 伴有内膜增厚的动脉硬化

床确诊糖尿病肾病之前就已经出现。类似的报道证明，在糖尿病肾病正常蛋白尿患者中也可出现病理改变[23]。此外，正常蛋白尿和微量蛋白尿伴有 GFR 减低的 2 型糖尿病患者，其病理常会发现肾小球全球硬化[10]。这些病理结果在目前的临床实践中未被认定为 DN，因此病理评估进展仍不足。然而，对 DN 的早期干预应该是预防和减缓疾病进展的重要一步[2]。因此，需要开发病理改变特异性生物标志物，以识别早期弥漫性、间质性和血管病变的进展[24]。

在第 2 期，超过 50% 的病例患有轻度小血管增生，这也是合理的，因为轻度小血管增生的新生血管连接肾小球毛细管和管周毛细血管。这种连接可能在临床早期减少了糖尿病肾脏的肾小球滤过率。

在第 3 期，约 50% 的病例有内皮下间隙增宽、渗出性病变、结节性病变和系膜溶解。这些肾小球的病理改变曾被报道为糖尿病的典型病理改变，并被报道为肾功能不全的预测因素。不难推测，一般情况下 3 期应该是糖尿病患者肾活检的良好指征，这些病理变化被报道为典型的特征性的病理改变和预测性的病理改变。相比之下，肾小球肥大为轻微的病理病变，在第 4 期可达到 44%。每个临床分期均表现出特征性的病理改变。

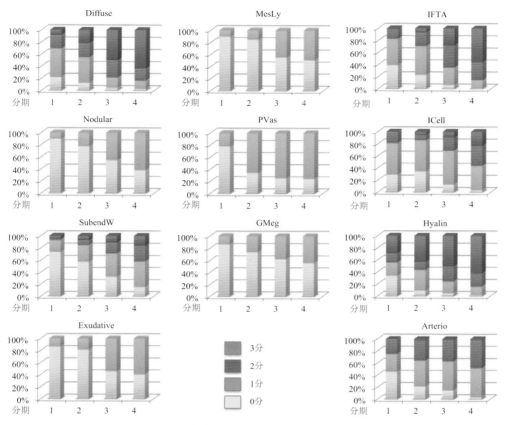

▲ 图 9-1　日本人 **DN** 临床分期的各组织学评分比例

Diffuse. 弥漫性病变（系膜扩张）；Nodular. 结节性病变（结节性硬化）；SubendW. 内皮下间隙增宽（基底膜双轨征）；
Exudative. 渗出性病变；MesLy. 系膜溶解 / 微动脉瘤；PVas. 门旁周围新生血管形成（轻度小血管增生）；GMeg. 肾小球肥大；
IFTA. 间质纤维化和肾小管萎缩；ICell. 间质细胞浸润；Hyalin. 动脉透明样变；Arterio. 伴有内膜增厚的动脉硬化

八、病理检查结果对临床检查结果的影响

在对所有 600 例病例的分析中，所有 13 种类型的病理结果都可以清楚地预测复合肾脏事件的发生（透析、eGFR 减半或血清 Cr 加倍）（表 9-5），这是非常有意义的发现。以前的许多研究表明，一些病理改变是肾脏预后的预测因素，如结节性病变或间质纤维化和肾小管萎缩。然而，我们样本大、观察时间长的研究表明，由于发生事件病例少、统计受限，只观察到有限的因素可预后风险。如前文所述，每个病理结果的评分与其他病理结果的评分有很强的相关性。所有 13 种病理结果类型均能清楚地预测复合肾脏事件的发生。

在对年龄和性别进行调整后，每个病理结果都表明了在每个临床阶段的复合肾脏事件特征性 HR。结节性病变和系膜溶解在 1 期和 2 期有高 HR（1 期分别是 35.5、35.5，2 期分别是 3.9、2.7）。渗出性病变在 1 期有较高的 HR（7.5），内皮下间隙增宽在 2 期和 4 期有高 HR（分别是 3.9 和 3.3）。在 3 期，

表 9-5　复合肾脏事件 HR

	1 期	2 期	3 期	4 期	所有
	HR	HR	HR	HR	HR
Diffuse	>500	2.1	**2.6**	3.9	**2.7**
Nodular	**35.5**	**3.9**	**1.8**	**2.0**	**2.4**
SubendW	7.5	**3.9**	**1.9**	**3.3**	**2.8**
Exudative	**35.5**	1.8	**2.1**	1.4	**2.7**
MesLy	**35.5**	**2.7**	**2.0**	1.6	**2.6**
PVas	1.1	1.4	**1.6**	1.4	**1.6**
GScl（%）	1.2	1.1	**1.1**	**1.1**	**1.2**
SScl（%）	1.0	1.7	**1.3**	**1.3**	**1.4**
GMeg	4.4	1.6	1.0	0.9	**1.3**
IFTA	0.7	2.2	**3.1**	0.3	**3.5**
ICell	0.9	2.3	**3.3**	2.8	**3.7**
Hyalin	1.2	>500	2.0	1.6	**2.3**
Arterio	1.2	2.9	1.6	2.4	**2.4**

加粗．P<0.05

Diffuse. 弥漫性病变（系膜扩张）；Nodular. 结节性病变（结节性硬化）；SubendW. 内皮下间隙增宽（基底膜双轨征）；Exudative. 渗出性病变；MesLy. 系膜溶解 / 微动脉瘤；PVas. 门旁周围新生血管形成（轻度小血管增生）；GScl. 全球肾小球硬化 / 塌陷性肾小球改变·缺血性肾小球改变；SScl. 节段性肾小球硬化；GMeg. 肾小球肥大；IFTA. 间质纤维化和肾小管萎缩；ICell. 间质细胞浸润；Hyalin. 动脉透明样变；Arterio. 伴有内膜增厚的动脉硬化

IFTA 和间质细胞浸润具有较高的 HR（分别为 3.1 和 3.3）。

　　然而，每种病理结果对全因死亡率有不同的影响。在所有病例分析中，结节性病变、内皮下间隙增宽、渗出性病变、系膜溶解、IFTA 和间质细胞浸润、内膜增厚可预测全因死亡率（各病理病变的 HR 分别为 2.4、2.8、2.1、2.2、2.6、4.8、3.5，表 9-6）。此外，在 3 期，结节性病变、内皮下间隙增宽、渗出性病变和系膜溶解对全因死亡率有很高的影响（每个病理结果的 HR 分别是 2.1、2.7、2.0 和 2.7）。

　　病理结果作为预后指标的重要性可能受到临床分期差异的影响。本研究发现，随着临床分期的进展，病理改变发生显著的变化。在适当的阶段进行合理的病理评估，对不能按临床分期进行风险分层预后预测和评估是有效的。研究结果表明，病理诊断除了对日本 DN 的临床分类外，还对肾功能不全的风险和全因死亡率进行了分类。

表 9-6　全因死亡率 HR

	1 期	2 期	3 期	4 期	所 有
	HR	HR	HR	HR	HR
Diffuse	1.0	>500	2.7	0.3	1.4
Nodular	0.0	2.0	**2.1**	1.6	**2.4**
SubendW	2.7	2.3	**2.7**	0.7	**2.8**
Exudative	0.0	3.4	**2.0**	0.5	**2.1**
MesLy	0.0	1.4	**2.7**	2.3	**2.2**
PVas	2.3	0.5	1.5	0.6	1.3
GScl（%）	1.2	0.8	1.0	1.0	1.1
SScl（%）	>500	1.1	1.2	1.2	1.1
GMeg	>500	4.6	0.6	0.6	0.7
IFTA	0.3	2.9	3.9	0.9	**2.6**
ICell	0.2	>500	4.0	0.8	**4.8**
Hyalin	1.8	**1.0**	2.1	>500	3.3
Arterio	2.0	>500	1.7	>500	**3.5**

加粗 . $P<0.05$

Diffuse. 弥漫性病变（系膜扩张）；Nodular. 结节性病变（结节性硬化）；SubendW. 内皮下间隙增宽（基底膜双轨征）；Exudative. 渗出性病变；MesLy. 系膜溶解 / 微动脉瘤；PVas. 门旁周围新生血管形成（轻度小血管增生）；GScl. 全球肾小球硬化 / 塌陷性肾小球改变・缺血性肾小球改变；SScl. 节段性肾小球硬化；GMeg. 肾小球肥大；IFTA. 间质纤维化和肾小管萎缩；ICell. 间质细胞浸润；Hyalin. 动脉透明样变；Arterio. 伴有内膜增厚的动脉硬化

九、结论

在许多 DN 病例中都可以观察到弥漫性病变，即使在正常的蛋白尿阶段也可以观察到。

在糖尿病病例的早期阶段肾活检样本中，一些病例也观察到特异性的病理改变，如结节性病变和系膜溶解。也可以发现间质病变，如间质细胞浸润和间质纤维化或肾小管萎缩，以及血管病变等（如小动脉透明样变、动脉硬化和血管增生等）。

早期有结节性病变和系膜溶解的病例，肾脏疾病的预后特别差。

利用临床指标预测病理改变是不可行的。因此，肾活检的病理评估在糖尿病肾病患者的临床实践中至关重要。

糖尿病肾脏疾病
Diabetic Kidney Disease

十、肾活检的指征

糖尿病患者肾活检的指征是一个非常重要的问题。虽然肾活检标本的病理评估有多种好处，但目前尚无明确的肾活检指征。特别是在正常蛋白尿或微量蛋白尿的情况下，评估病理是有临床价值的[21, 22]。然而，肾活检也有一些风险，包括出血和感染。因此，糖尿病病例的肾活检可以在获得知情同意并告知患者活检的获益后进行。临床病程中，出现蛋白尿快速增加和 eGFR 进行性下降的不典型情况，可进行肾活检。糖尿病患者活检病例的积累对于验证其结果和预后具有重要意义。在积累了对糖尿病患者肾活检价值的数据后，有必要进行进一步的讨论，以对糖尿病患者的肾活检指征达成共识。

参考文献

[1] Pavkov ME, Knowler WC, Lemley KV, Mason CC, Myers BD, Nelson RG. Early renal function decline in type 2 diabetes. Clin J Am Soc Nephrol. 2012;7(1):78–84.

[2] Krolewski AS. Progressive renal decline: the new paradigm of diabetic nephropathy in type 1 diabetes. Diabetes Care. 2015;38(6):954–62.

[3] Perkins BA, Ficociello LH, Ostrander BE, et al. Microalbuminuria and the risk for early progressive renal function decline in type 1 diabetes. J Am Soc Nephrol. 2007;18(4):1353–61.

[4] Haneda M, Utsunomiya K, Koya D, et al. A new classification of Diabetic Nephropathy 2014: a report from Joint Committee on Diabetic Nephropathy. Clin Exp Nephrol. 2015;19(1):1–5.

[5] Haneda M, Utsunomiya K, Koya D, et al. A new Classification of Diabetic Nephropathy 2014: a report from Joint Committee on Diabetic Nephropathy. J Diabetes Investig. 2015;6(2):242–6.

[6] Shimizu M, Furuichi K, Toyama T, et al. Long-term outcomes of Japanese type 2 diabetic patients with biopsy-proven diabetic nephropathy. Diabetes Care. 2013;36(11):3655–62.

[7] Fiorentino M, Bolignano D, Tesar V, et al. Renal biopsy in patients with diabetes: a pooled meta-analysis of 48 studies. Nephrol Dial Transplant. 2017;32(1):97–110.

[8] He F, Xia X, Wu XF, Yu XQ, Huang FX. Diabetic retinopathy in predicting diabetic nephropathy in patients with type 2 diabetes and renal disease: a meta-analysis. Diabetologia. 2013;56(3):457–66.

[9] Moriya T, Tanaka S, Kawasaki R, et al. Diabetic retinopathy and microalbuminuria can predict macroalbuminuria and renal function decline in Japanese type 2 diabetic patients: Japan Diabetes Complications Study. Diabetes Care. 2013;36(9):2803–9.

[10] Moriya T, Suzuki Y, Inomata S, Iwano M, Kanauchi M, Haneda M. Renal histological heterogeneity and functional progress in normoalbuminuric and microalbuminuric Japanese patients with type 2 diabetes. BMJ Open Diabetes Res Care. 2014;2(1):e000029.

[11] Hong D, Zheng T, Jia-qing S, Jian W, Zhi-hong L, Lei-shi L. Nodular glomerular lesion: a later stage of diabetic nephropathy? Diabetes Res Clin Pract. 2007;78(2):189–95.

[12] Dalla Vestra M, Saller A, Bortoloso E, Mauer M, Fioretto P. Structural involvement in type 1 and type 2 diabetic nephropathy. Diabetes Metab. 2000;26(Suppl 4):8–14.

[13] Fioretto P, Mauer M, Brocco E, et al. Patterns of renal injury in NIDDM patients with microalbuminuria. Diabetologia. 1996;39(12):1569–76.

[14] Takazakura E, Nakamoto Y, Hayakawa H, Kawai K, Muramoto S. Onset and progression of diabetic glomerulosclerosis; a prospective study based on serial renal biopsies. Diabetes. 1975;24(1):1–9.

[15] Shimizu M, Furuichi K, Yokoyama H, et al. Kidney lesions in diabetic patients with normoalbuminuric renal insufficiency. Clin Exp Nephrol. 2014;18(2):305–12.

[16] Wada T, Haneda M, Furuichi K, et al. Clinical impact of albuminuria and glomerular filtration rate on renal and cardiovascular events, and all-cause mortality in Japanese patients with type 2 diabetes. Clin Exp Nephrol. 2014;18(4):613–20.

[17] Mise K, Hoshino J, Ubara Y, et al. Renal prognosis a long time after renal biopsy on patients with diabetic nephropathy. Nephrol Dial Transplant. 2014;29(1):109–18.

[18] Tervaert TW, Mooyaart AL, Amann K, et al. Pathologic classification of diabetic nephropathy. J Am Soc Nephrol. 2010;21(4):556–63.

[19] An Y, Xu F, Le W, et al. Renal histologic changes and the outcome in patients with diabetic nephropathy. Nephrol Dial Transplant. 2015;30(2):257–66.

[20] Manual for pathological diagnosis of diabetic nephropathy and hypertensive nephrosclerosis. Tokyo: Tokyo Igakusha; 2014.

[21] Furuichi K, Yuzawa Y, Shimizu M, et al. Nationwide multicentre kidney biopsy study of Japanese patients with type 2 diabetes. Nephrol Dial Transplant. 2017;33(1):138–48.

[22] Furuichi K, Shimizu M, Yuzawa Y, et al. Clinicopathological analysis of biopsy-proven diabetic nephropathy based on the Japanese classification of diabetic nephropathy. Clin Exp Nephrol. 2017;22(3):570–82.

[23] Nyumura I, Honda K, Tanabe K, Teraoka S, Iwamoto Y. Early histologic lesions and risk factors for recurrence of diabetic kidney disease after kidney transplantation. Transplantation. 2012;94(6):612–9.

[24] Van JA, Scholey JW, Konvalinka A. Insights into Diabetic Kidney Disease Using Urinary Proteomics and Bioinformatics. J Am Soc Nephrol. 2017;28(4):1050–61.

病 理 篇
Pathological Aspects

第10章　糖尿病肾脏疾病的评估

Evaluation of Diabetic Kidney Lesions

Junichi Hoshino　著

王思扬　译

一、DN 患者特征：临床进展

糖尿病肾脏疾病的临床和病理表现多种多样。糖尿病患者诊断为糖尿病肾病通常依赖于尿微量白蛋白的测定（在 6 个月内，3 份 / 次随机尿液样本中有 2 次尿白蛋白 / 肌酐含量超过 30mg/g）[1, 2]。伴有微量蛋白尿的糖尿病患者可发展为晚期 DN，特点为显著的肾病、临床期肾病、蛋白尿或肾小球滤过率进行性下降伴大量蛋白尿[2, 3]。在临床实践中，DN 通常在诊断糖尿病视网膜病变后诊断出来。然而，糖尿病视网膜病变预测糖尿病肾病的敏感性和特异性仅为 0.65（95%CI 0.62～0.68）和 0.75（0.73～0.78）[4]。糖尿病肾病最准确的诊断方法是肾活检的病理评价。典型的临床肾活检适应证包括不伴有糖尿病视网膜病变的蛋白尿，血尿、eGFR 快速下降，较短的糖尿病病程内伴有的大量蛋白尿，这些都不同于糖尿病肾病 "典型" 的临床诊断标准[5]。据报道，在活检患者队列中糖尿病视网膜病变和血尿的患病率分别为 11% 和 69%[6]。因此，如图 10-1 所示，我们需要记住活检证实的 DN 队列和 DKD 队列中患者的特征不完全相同[7]。

二、DN 的诊断：病理学观点

用适合的通用标准对肾组织进行评估对于肾活检是非常必要的。1959 年，Gellman 等首次报道了肾活检结果的临床相关性[8]。此后，Gambara 和 Fioretto 等对典型和非典型 DN 及合并 DN 的其他肾小球疾病进行了基本区分[9, 10]。他们将典型的 DN 定义为肾小球、肾小管间质和小动脉同时发生变化。虽然这对研究肾活检时很有用，但一些观点认为它不适用于临床应用[11]。2006 年，肾脏病理学会研究委

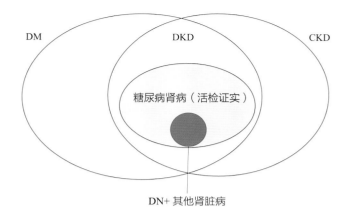

◀ 图 10-1　糖尿病肾脏疾病（DKD）、慢性肾脏病（CKD）和糖尿病肾病（DN）的概念图（活检证实）[7]

员会成立并在 2010 年制定了合并 1 型和 2 型糖尿病肾病的分类的国际共识，旨在国际上更易于用于临床实践[11]。他们的标准包括用于光学显微镜的 HE 染色、PAS 染色、马松染色和过碘酸乌洛托品银染色。活检标本评估时最好至少含有 10 个肾小球。免疫荧光需要使用抗 IgA、IgG、IgM、C3、C1q 和 κ 和 λ 轻链的抗体，以排除其他肾脏疾病。此外，必须进行电子显微镜检查[11]。同样，Wada 等在日本卫生劳动福利部的支持下，于 2009 年发起了一个针对糖尿病肾病的日本全国性研究小组。在发现了 DN 的异质性后，如正常蛋白尿患者中检测到晚期 DN 病变[12]，他们计划评估尽可能多的病理参数，并对每个参数进行明确定义和标准化评分。因此，日本肾脏病理学会（JRPS）于 2017 年提出了一种新的病理分类[5]。DN 的病理学方面的细节已在前文（见第 8 章和第 9 章）描述。

三、肾活检的目的

一般来说，对 DKD 患者进行肾活检的两个主要原因是获得准确诊断和预后预测。众所周知早期强化治疗可以预防 DN 的进展[13, 14]，所以准确诊断 DN 并尽早开始治疗对于改善肾脏预后至关重要。如上所述，当患者有 DN 的"非典型"临床表现时，如糖尿病病史短（如少于 5 年），无糖尿病视网膜病变或神经病变，或有大量血尿，临床医生通常选择进行肾活检。尽管糖尿病视网膜病变作为终末期肾病的独立预测因子，其严重程度与肾脏病理变化高度相关[15]，但仅从临床特征很难推断肾脏变化。在我院 310 例经活检证实的 DN 患者中，23% 的患者存在除肾硬化症外的其他肾脏疾病[6]。哥伦比亚大学也报道了类似的发现。在 2011 年通过肾活检标本评估的 611 名糖尿病患者中，只有 37% 的患者有"典型"糖尿病肾病表型，27% 的患者诊断为 DN 与非糖尿病肾病并存[16]。据报道，持续时间较长（≥12 年）的糖尿病与进展为 DN 的可能性更大，但敏感性和特异性仅为 58% 和 73%[16]。因此，我们应该记住，在 DN 的活检队列中，单纯 DN 仅占 3/4。

四、DN 早期的病理变化

DN 的病理改变即使是在早期 DN 患者中也是常见的。在早期阶段，与非糖尿病患者的肾小球相比，DN 的肾小球体积增大了 70%[17]。据报道，在尿白蛋白正常伴有肾功能不全的 1 型糖尿病患者中，有明显的肾小球系膜增生、肾小球基底膜增厚、严重小动脉透明样变和全球硬化[18, 19]。另一方面，Shimizu 等报道，与 eGFR 正常的患者相比，2 型糖尿病合并正常蛋白尿及肾功能不全的患者出现弥漫性病变、结节性病变、肾小管间质病变和血管病变更为严重[12, 20]。此外，一项日本全国性活检队列研究显示，CKD 低风险热图分类（绿色或黄色）患者的 DN 病理改变比例分别为弥漫性病变占 81.6%，轻度小血管增生占 42.6%，内皮下间隙增宽占 35.1%，间质纤维化和肾小管萎缩（评分≥2）占 21.3%，小动脉透明样变（评分）≥2 占 45.7%，动脉硬化（评分）≥2 占 24.2%[5]。此外，最近的一项分析表明，CKD 低风险热图分类的患者中这些病理变化与更差的肾脏预后相关[21]，这表明即使在 DN 的早期临床阶段，早期发现病理改变也很重要。当然，肾活检是一种有创性检查。因此，仔细评估肾活检指征的重要性是无可争议的。尽管最近已经报道了血清或尿液生物标记物的效用，肾活检仍被认为是准确诊断 DN 的唯一工具。

五、DN 的典型病理学表现

DN 的典型病理表现包括弥漫性系膜硬化伴系膜基质增加、毛细血管壁均匀增厚、结节性病变有时合并微动脉瘤和透明样变[22]。结节性病变是 DN 最具代表性的病理改变之一，由 Kimmelstiel 和 Wilson 在 1936 年首次报道[23]，是由系膜和（或）内皮损伤引起的局灶性系膜溶解[24]。有时需要仔细观察以区分小结节性病变和严重弥漫性病变，因为两种病变均由系膜细胞外基质组成。JRPS 分类将小结节性病变定义为系膜细胞外基质结节性扩张，原有毛细血管襻结构消失，而弥漫性病变中毛细血管襻结构仍存在[5]。结节性病变呈 PAS 阳性，Masson 染色为绿色，银染为黑色，与弥漫性病变染色相似。然而，结节性病变中 PAS 和 PAM 染色的强度通常弱于弥漫性病变。据报道，早期和中度进展期系膜病变中系膜的Ⅳ型和Ⅴ型胶原染色增加，然而仅晚期结节中Ⅴ型和Ⅵ型胶原染色增加[25, 26]，同时基质蛋白的产生可能与 DN 结节病变的进展有关[27]。在人类结节性病变中Ⅳ型胶原减少而Ⅵ型胶原增加的部位 PAS 和 PAM 染色较弱[28]，这种胶原生成的特征性变化被称为淡染结节性病变（faintly-stained nodular lesion，FASL），是患有结节性肾小球硬化症的糖尿病患者的 ESRD 预测因子，独立于已知的肾脏进展预测指标[29]。结节性病变也见于膜增生性肾小球肾炎、淀粉样变性、轻链沉积病、纤维性肾小球肾炎、触须样免疫性肾小球病、特发性结节性硬化等[30]。

　　系膜溶解是一种主要影响系膜的肾小球损伤性过程，表现为基质减少或溶解及系膜细胞的变性，在 DN 患者中常见 [26]。系膜溶解存在 3 种类型：①表现为肾小球系膜囊性病变的系膜溶解，随后表现为类似增殖性肾小球肾炎的特征；②与内皮下间隙增宽相关的系膜溶解；③与系膜或内皮反复损伤相关的片状系膜结节样变的系膜溶解 [26]。系膜溶解被认为是由糖尿病动脉硬化引起的肾小球血流紊乱和糖尿病结节形成过程中发生在肾小球的初始病变，结节形成可能与肾小球系膜溶解的发生有关 [28]。

　　透明样变也是 DN 肾小球中的一个典型表现，也称为渗出性病变或"纤维蛋白帽" [22]。这种病变是内皮细胞和毛细血管壁基底膜之间产生嗜酸性透明均质物质的积聚。然而，最近"纤维蛋白帽"使用并不广泛，因为病变并不含纤维蛋白 [11, 31]。肾小球渗出性病变不是 DN 的典型表现，因为它也常见于其他肾脏疾病，如高血压性肾硬化症或局灶性节段性肾小球硬化 [11]。病变的发病机制与内皮损伤和可能的血流动力学改变 [22]、系膜溶解和结节性病变的形成有关。因此，肾小球内皮下间隙增宽可能是疾病进展的重要预测因素。此外，Stout 等报道，不仅在肾小球毛细血管和 Bowman 囊内观察到了渗出性病变，在肾动脉和近曲小管中也观察到了渗出性病变 [32]。最近对活检确诊的 DN 的研究表明，肾小球和小动脉渗出性病变在晚期 DN 患者中发生率更高 [6, 20]。此外，有报道称，即使调整其他因素和可能的肾脏预后的新预测因子后，尤其是在 DN 早期，近端小管渗出性病变 [称为管旁基底膜渗出性病变（paratubular basement membrane insudative lesions，PTBMIL）] 的严重程度与肾预后不良相关 [33]。即使在 DN 的早期阶段也经常可以在 DN 患者中观察到轻度小血管增生 [34]。1956 年，Smith 等报道了人类肾小球出球动脉的解剖特征 [35]，随后的三维分析显示肾小球血管极周围的血管增多 [36]。这与系膜区扩张有关，可能是由血流动力学改变引起、用于保护肾小球功能的肾小球重塑过程 [34]。

　　肾小管间质改变也是 DN 的主要表现，称为 IFTA 或间质炎症。肾小管的变化被认为反映了肾小球改变的程度 [22]。然而，如上所述，肾小球病变和肾小管间质病变的严重程度通常并不平行。Fioretto 等报道，只有 30% 的微量蛋白尿患者和 50% 的蛋白尿患者观察到肾小球、小管间质和小动脉的严重程度是相似的 [37]，这可能受到心血管并发症和（或）药物使用的影响。这些病变的存在并不是 DN 的特异表现。因此，对肾小管间质疾病的评估通常可与其他肾脏疾病相比较，如肾移植和肾硬化症 [38, 39]。

　　小动脉透明样变在 DN 中也很常见。虽然如上所述晚期 DN 的临床意义不大，但在早期 DN 患者（即正常蛋白尿或微量蛋白尿患者）中，小动脉透明质样变指数可能是肾功能不全或蛋白尿增加的预测因子 [40]。

　　最近的大多数分类，如 RPS 分类和 JRPS 分类，都可以通过光学显微镜检测到 GBM 增厚，并通过电子显微镜确认。另外，IgG 沿肾小球毛细血管壁的线性沉积也是 DN 的典型发现。这种沉积机制尚未阐明，但一般认为 DN 中 IgG 线性沉积的主要机制可能是电荷屏障和蛋白滤过屏障损伤后血清蛋白渗透到基底膜，从而导致 GBM 增厚 [41-43]。Westberg 等得出结论，白蛋白的持续存在和沉积部位补体成分的常常缺失为这种免疫荧光染色的免疫机制提供了证据 [41]。IgG 沉积机制的另一个假设是胰岛素和抗胰岛素抗体形成免疫复合物[44, 45]。重要的是，在调整可能的临床和病理混杂因素后，线性 IgG 沉积荧光强度越强，肾脏预后越差[46]。

六、用 RPS 和 JRP 评估 DN

2010 年发布的 RPS 分类基于肾小球病变，并对间质病变和血管病变进行单独评估[11]。肾小球评分分为以下 5 类：Ⅰ 级为电镜下肾小球基底膜增厚（女性 >395nm，男性 >430nm），无 Ⅱ、Ⅲ 和 Ⅳ 级的任何其他标准；Ⅱa 级为轻度系膜扩张（扩张的系膜面积小于毛细血管腔的平均面积），占观察系膜面积的 25% 以上；Ⅱb 级为严重系膜扩张（扩张的系膜面积大于毛细血管腔的平均面积），占观察系膜面积的 25% 以上；Ⅲ 级为结节性硬化，称为 Kimmelstiel-Wilson 结节，同时 <50% 的肾小球全球硬化；Ⅳ 类为 50% 以上的肾小球硬化。IFTA 评分分为：0 分，无；1 分（轻度），<25%；2 分（中等），25%~50%；3 分（严重），占总面积的 50% 以上。间质炎症评分如下：0，无；1（轻度），仅与 IFTA 相关的炎症；2 分（晚期），非 IFTA 区域出现炎症。小动脉透明样变评分如下：0 分，无；1 分（轻度），至少一条小动脉的透明样变；2 分（晚期），多个小动脉的透明样变。受累最严重动脉的动脉硬化评分为 0 分，无内膜增厚；1 分（轻度），内膜增厚小于中层厚度；2 分（晚期）内膜增厚大于中层厚度（表 10-1）。

另一方面，2017 年发布的 JRPS 分类是基于 9 种肾小球病变、2 种间质病变和 2 种血管病变进行的评估[5]。9 种肾小球病变包括弥漫性病变（评分 0~3）、结节性病变（评分 0/1）、内皮下间隙增宽或基底膜重复（评分 0~3）、渗出性病变（评分 0/1）、系膜溶解（微动脉瘤）（评分 0/1）、轻度血管增生（评分 0/1）、全球肾小球硬化 / 塌陷性肾小球改变和缺血性肾小球改变（%）、节段性肾小球硬化（%）和肾小球肥大（评分 0/1）。间质病变和血管病变分类有微小变化，间质炎症评分和小动脉透明样变有 4 类（0~3），而 RPS 有 3 类。IFTA 和内膜增厚的评估在两种分类中是相同的。简而言之，与 RPS 分类相比，该分类包括四个新的更详细的病理特征：内皮下增宽、轻度血管增生、系膜溶解和肾小球肥大，以及其他 3 个特征包括将系膜扩张、间质炎症、小动脉透明样变的分级从 3 级增加到 4 级。最近的研究表明，JRPS 分类新提出的轻度血管增生和（或）内皮下间隙增宽是诊断 DN 的重要发现[5]。

七、肾活检结果和肾脏预后

进行肾活检的第二个原因是为了预测肾脏预后。在 RPS 和 JRP 建立病理分类后，下一个问题是哪些患者需要治疗及如何治疗。为了阐明每种病理变化对肾脏结局的影响，便提出了利用 RPS 和 JRPS 分类来预测肾脏预后的新病理评分系统[21, 47]（表 10-2 和表 10-3）。虽然尚不清楚这些评分是否对其他

表 10-1　RPS 和 JRPS 的病理评估比较

病理表现	RPS（分）	评分定义	JRPS（分）	评分定义
肾小球病变	Ⅰ级 光镜下无特异改变	基底膜增厚（女性>395nm，男性>430nm）	ª弥漫性病变（系膜区扩张）（0~3）	• 0 正常或轻度系膜扩张 • 1 系膜扩张≤毛细血管腔 • 2 系膜扩张＝毛细血管腔 • 3 系膜扩张>毛细血管腔
			结节性病变（0/1）	• 0（无表现） • 1（有表现）
	Ⅱa级 轻度系膜扩张	轻度系膜扩张>25%系膜区	b内皮下间隙增宽（双侧基底膜）（0~3）	双侧基底膜（%）（在最严重肾小球的外周毛细血管中测定） • 0（<10%） • 1（10%~25%） • 2（25%~50%） • 3（≥50%）
	Ⅱb级 严重系膜区扩张	严重系膜扩张>25%系膜区	渗出性病变（0/1）	• 0（无表现） • 1（有表现）
			b极性血管增生（0/1）	• 0（无表现） • 1（有表现）
			全球性肾小球硬化（%）	• 肾小球硬化数量/肾小球数量
	Ⅲ级 结节性硬化	结节性硬化	局灶性肾小球硬化（%）	• 肾小球硬化数量/肾小球数量
	Ⅳ级 晚期糖尿病肾小球硬化	全球肾小球硬化>50%肾小球	b肾小球肥大（0/1）	肾小球直径>250μm • 0（无表现） • 1（有表现）

（续表）

病理表现	RPS（分）	评分定义	JRPS（分）	评分定义
间质病变	间质纤维化和小管萎缩（IFTA）(0~3)	0（无IFTA） 1（<25%） 2（25%~50%） 3（≥50%）	间质纤维化和小管萎缩（IFTA）(0~3)	同RPS
	间质炎症（0~2）	0（无） 1（仅与IFTA相关的渗出） 2（无IFTA区域的渗出）	a 间质炎症（0~3）	• 0（无细胞渗出） • 1（<25%） • 2（25%~50%） • 3（≥50%）
血管病变	小动脉透明样变（0~2）	0（无） 1（至少1处） 2（大于1处）	a 小动脉透明样变（0~3）	• 0（无透明样变） • 1（一个或多个部分性小动脉透明样变） • 2（大约50%透明样变） • 3（>50%透明样变或穿透性透明样变）
	内膜增厚（0~2）	0（无增厚） 1（内膜厚度/中膜厚度<1） 2（内膜厚度/中膜厚度≥1）	内膜增厚（0~2）	同RPS

a. JRPS 分类中的定义比 RPS 分类中的定义更详细

b. JRPS 分类中新提出的定义

表 10-2　RPS 病理评分系统（D 评分，总分 25 分）

变　量	等　级	评　分
肾小球	Ⅰ	0
	Ⅱa	3
	Ⅱb	4
	Ⅲ、Ⅳ	6
IFTA	0	0
	1	7
	2	9
	3	11
间质炎症	0	0
	1	3
	2	4
透明样变	0、1	0
	2	3
动脉粥样硬化	0、1	0
	2	1

表 10-3　JRPS 病理评分系统（J 评分，总分 19 分）

变　量	等　级	评　分
弥漫	0、1	0
	2、3	1
双侧	0～2	0
	3	2
系膜溶解		4
极性血管增生		1
IFTA	1	0
	2	3
	3、4	4
间质炎症	0	0
	1、2	5
	3	4
透明样变	0	0
	1～3	2

DN 活检队列有用，但据报道使用 RPS 分类的 D 评分或 JRPS 分类的 J 评分预测 DN 患者的肾脏预后比不使用好。J 评分为 0～5 的患者的预期肾脏预后＞18 年，J 评分为 6～10 的患者的预期肾脏预后＞12.5 年（四分位数范围 4.8～22.3），J 评分为 11～15 的患者的预期肾脏预后＞4.0 年（1.9～9.9），J 评分为 16～19 的患者的预期肾脏预后＞1.7 年（1.0～2.4）（图 10-2 和图 10-3）。重要的是，这两种评分系统在肾小管间质病变中的得分高于肾小球病变。在 D 评分中肾小球病变的最高评分为 6 分，而 IFTA

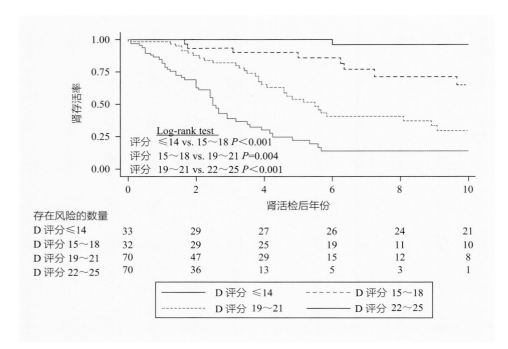

◀ 图 10-2　肾活检 D 评分后肾脏存活率

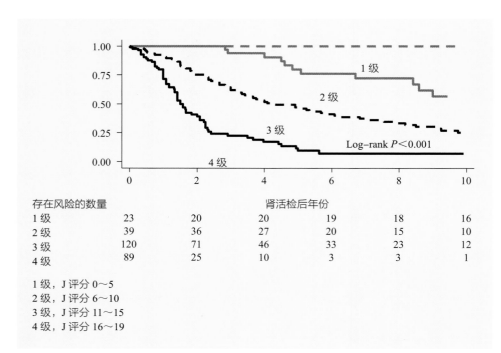

◀ 图 10-3　肾活检 J 评分后肾脏存活率。1 级，J 评分 0～5；2 级，J 评分 6～10；3 级，J 评分 11～15；4 级，J 评分 16～19

为 11 分，在 J 评分中肾小球病变的最高评分为 4 分，而 IFTA 和间质炎症分别为 4 分和 5 分。这些数据表明，即使在调整了尿蛋白和其他混杂因素后，IFTA 和间质炎症比肾小球病变更能导致肾脏转归恶化（需要重点关注）。最近，肾小管间质病变的重要性不仅在 DN 患者中有报道，在其他肾脏疾病患者中也有报道 [48-51]。此外，肾小球病变轻但肾小管间质病变重的"非典型" DN 患者在不断增加 [52]。因此，与过去相比，现在的肾脏预后并没有显著改善（未公布数据）。因此，寻找更准确的肾小管间质损伤和炎症的生物标志物很有必要。Joslin 糖尿病中心的一项研究表明，尿 NAG 和 KIM-1（kidney injury molecule 1）是肾小管损伤的标志物，可预测 1 型糖尿病患者微量蛋白尿的减轻 [53]。也有报道可通过 TNF-α 受体 1 和 2 水平、尿中性粒细胞明胶酶相关脂质沉积蛋白（neutrophil gelatinase-associated lipocalin，NGAL）和肝脂肪酸结合蛋白（liver fatty acid-binding protein，L-FABP）浓度预测 2 型糖尿病患者临床肾脏预后 [54-56]。尽管尿 NAG 排泄与肾小管间质损伤的严重程度显著相关，但实际上组织学的肾小管间质损伤与尿标志物的预测预后能力存在显著差异。据报道，IFTA 评分是比尿 NAG 排泄更好的预测肾脏预后的指标 [50]。治疗这些肾小管间质病变仍然是我们面临的一个挑战性问题。此外，J 评分系统表明肾小球系膜溶解的重要性，这是 JRPS 提出的一个新的有关肾小球的参数，与更差的肾脏预后相关 [21]。JRPS 分类最新提出的系膜溶解的评估对于预测肾脏预后和（或）评估药物疗效非常重要。

此外，无论 RPS 和 JRP 的评分系统如何，病理信息在预测肾脏预后方面仍具有一定优势 [21, 47]，尽管临床预测系统的改进和（或）血清 / 尿液生物标记物的应用可能在不久的将来减弱病理的优势。随着现代流行病学的发展，临床预测模型本身也在提高其预测能力。2011 年，Tangri 等使用 Cox 比例风险回归模型建立了肾衰竭风险方程（kidney failure risk equation，KFRE），用于预测 CKD3~5 期患者的 ESRD 风险 [57]。KFRE 仅包含 4 个临床变量（年龄、性别、eGFR 和尿白蛋白 / 肌酐），对于预测 ESRD 高危人群表现优异 [KFRE 指数 =（年龄 /10）× ln（0.84）+ 性别 × ln（0.93）+（eGFR/5）× ln（0.80）+ln（ACR）× ln（1.17）][57, 58]。然而，对 DN 患者病理损害的评估对于准确诊断、治疗选择、预后预测及提高对疾病机制的理解仍然是至关重要的。

参考文献

[1] American Diabetes Association. Standards of medical care in diabetes 2013. Diabetes Care. 2013;36(Suppl 1):S11–66.

[2] Gonzalez Suarez ML, Thomas DB, Barisoni L, Fornoni A. Diabetic nephropathy: is it time yet for routine kidney biopsy? World J Diabetes. 2013;4:245–55.

[3] Tang SCW, Chan GCW, Lai KN. Recent advances in managing and understanding diabetic nephropathy. F1000Research. 2016;5:F1000 Faculty Rev-1044.

[4] He F, Xia X, Wu XF, Yu XQ, Huang FX. Diabetic retinopathy in predicting diabetic nephropathy in patients with type 2 diabetes and renal disease: a meta-analysis. Diabetologia.
2013;56:457–66.

[5] Furuichi K, Yuzawa Y, Shimizu M, Hara A, Toyama T, Kitamura H, Suzuki Y, Sato H, Uesugi N, Ubara Y, Hisano S, Ueda Y, Nishi S, Yokoyama H, Nishino T, Kohagura K, Ogawa D, Mise K, Shibagaki Y, Kimura K, Haneda M, Makino H, Matsuo S, Wada T. Nationwide multicen-tre kidney biopsy study of Japanese patients with type 2 diabetes. Nephrol Dial Transplant. 2017;33(1):138–48.

[6] Mise K, Hoshino J, Ubara Y, Sumida K, Hiramatsu R, Hasegawa E, Yamanouchi M, Hayami N, Suwabe T, Sawa N, Fujii T, Ohashi K, Hara S, Takaichi K. Renal prognosis a long

time after renal biopsy on patients with diabetic nephropathy. Nephrol Dial Transplant. 2014;29:109–18.

[7] Mise K, Hoshino J. The significance of renal biopsy in diabetic kidney disease [Japanese]. Diabetes. Tokyo, Igaku Shuppan. 2017. p. 25–31.

[8] Gellman DD, Pirani CL, Soothill JF, Muehrcke RC, Kark RM. Diabetic nephropathy: a clinical and pathologic study based on renal biopsies. Medicine. 1959;38:321–67.

[9] Gambara V, Mecca G, Remuzzi G, Bertani T. Heterogeneous nature of renal lesions in type II diabetes. J Am Soc Nephrol. 1993;3:1458–66.

[10] Fioretto P, Mauer M, Brocco E, Velussi M, Frigato F, Muollo B, Sambataro M, Abaterusso C, Baggio B, Crepaldi G, Nosadini R. Patterns of renal injury in NIDDM patients with microalbuminuria. Diabetologia. 1996;39:1569–76.

[11] Tervaert TW, Mooyaart AL, Amann K, Cohen AH, Cook HT, Drachenberg CB, Ferrario F, Fogo AB, Haas M, de Heer E, Joh K, Noel LH, Radhakrishnan J, Seshan SV, Bajema IM, Bruijn JA. Pathologic classification of diabetic nephropathy. J Am Soc Nephrol. 2010;21:556–63.

[12] Shimizu M, Furuichi K, Yokoyama H, Toyama T, Iwata Y, Sakai N, Kaneko S, Wada T. Kidney lesions in diabetic patients with normoalbuminuric renal insufficiency. Clin Exp Nephrol. 2014;18:305–12.

[13] Fioretto P, Steffes MW, Sutherland DE, Goetz FC, Mauer M. Reversal of lesions of diabetic nephropathy after pancreas transplantation. N Engl J Med. 1998;339:69–75.

[14] Makino H, Haneda M, Babazono T, Moriya T, Ito S, Iwamoto Y, Kawamori R, Takeuchi M, Katayama S. Microalbuminuria reduction with telmisartan in normotensive and hypertensive Japanese patients with type 2 diabetes: a post-hoc analysis of The Incipient to Overt: Angiotensin II Blocker, Telmisartan, Investigation on Type 2 Diabetic Nephropathy (INNOVATION) study. Hypertens Res. 2008;31:657–64.

[15] Yamanouchi M, Mori M, Hoshino J, Kinowaki K, Fujii T, Ohashi K, Furuichi K, Wada T, Ubara Y. Retinopathy progression and the risk of end-stage kidney disease: results from a longitudinal Japanese cohort of 232 patients with type 2 diabetes and biopsy-proven diabetic kidney disease. BMJ Open Diabetes Res Care. 2019;7:e000726.

[16] Sharma SG, Bomback AS, Radhakrishnan J, Herlitz LC, Stokes MB, Markowitz GS, D'Agati VD. The modern spectrum of renal biopsy findings in patients with diabetes. Clin J Am Soc Nephrol. 2013;8:1718–24.

[17] Osterby R. Structural changes in the diabetic kidney. Clin Endocrinol Metab. 1986;15:733–51.

[18] Lane PH, Steffes MW, Mauer SM. Glomerular structure in IDDM women with low glomerular filtration rate and normal urinary albumin excretion. Diabetes. 1992;41:581–6.

[19] Caramori ML, Fioretto P, Mauer M. Low glomerular filtration rate in normoalbuminuric type 1 diabetic patients: an indicator of more advanced glomerular lesions. Diabetes. 2003;52:1036–40.

[20] Shimizu M, Furuichi K, Toyama T, Kitajima S, Hara A, Kitagawa K, Iwata Y, Sakai N, Takamura T, Yoshimura M, Yokoyama H, Kaneko S, Wada T. Long-term outcomes of Japanese type 2 diabetic patients with biopsy-proven diabetic nephropathy. Diabetes Care. 2013;36:3655–62.

[21] Hoshino J, Furuichi K, Yamanouchi M, Mise K, Kawada M, Sumida K, Hiramatsu R, Hasegawa E, Hayami N, Suwabe T, Sawa N, Hara S, Fujii T, Ohashi K, Kitagawa K, Toyama T, Shimizu M, Takaichi K, Ubara Y, Wada T. A new pathological scoring system by the Japanese classification to predict renal outcome in diabetic nephropathy. PLoS One. 2017;13(2):e0190923.

[22] Jennette JC, Olson JL, Schwartz MM, Silva FG, editors. Heptinstall's pathology of the kidney. Philadelphia: Lippincott Williams & Wilkins.

[23] Kimmelstiel P, Wilson C. Intercapillary lesions in the glomeruli of the kidney. Am J Pathol. 1936;12:83–98.87.

[24] Silbiger S, Crowley S, Shan Z, Brownlee M, Satriano J, Schlondorff D. Nonenzymatic glycation of mesangial matrix and prolonged exposure of mesangial matrix to elevated glucose reduces collagen synthesis and proteoglycan charge. Kidney Int. 1993;43:853–64.

[25] Paueksakon P, Revelo MP, Ma LJ, Marcantoni C, Fogo AB. Microangiopathic injury and augmented PAI-1 in human diabetic nephropathy. Kidney Int. 2002;61:2142–8.

[26] Morita T, Yamamoto T, Churg J. Mesangiolysis: an update. Am J Kidney Dis. 1998;31:559–73.

[27] Nerlich AG, Schleicher ED, Wiest I, Specks U, Timpl R. Immunohistochemical localization of collagen VI in diabetic glomeruli. Kidney Int. 1994;45:1648–56.

[28] Wada T, Shimizu M, Yokoyama H, Iwata Y, Sakai Y, Kaneko S, Furuichi K. Nodular lesions and mesangiolysis in diabetic nephropathy. Clin Exp Nephrol. 2013;17:3–9.

[29] Mise K, Ueno T, Hoshino J, Hazue R, Sumida K, Yamanouchi M, Hayami N, Suwabe T, Hiramatsu R, Hasegawa E, Sawa N, Fujii T, Hara S, Wada J, Makino H, Takaichi K, Ohashi K, Ubara Y. Nodular lesions in diabetic nephropathy: collagen staining and renal prognosis. Diabetes Res Clin Pract. 2017;127:187–97.

[30] Raparia K, Usman I, Kanwar YS. Renal morphologic lesions reminiscent of diabetic nephropathy. Arch Pathol Lab Med. 2013;137:351–9.

[31] Najafian B, Alpers CE, Fogo AB. Pathology of human diabetic nephropathy. Contrib Nephrol. 2011;170:36–47.

[32] Stout LC, Kumar S, Whorton EB. Insudative lesions—their pathogenesis and association with glomerular obsolescence in diabetes: a dynamic hypothesis based on single views of advancing human diabetic nephropathy. Hum Pathol. 1994;25:1213–27.

[33] Mise K, Yamaguchi Y, Hoshino J, Ueno T, Sekine A, Sumida K, Yamanouchi M, Hayami N, Suwabe T, Hiramatsu R, Hasegawa E, Sawa N, Fujii T, Hara S, Sugiyama H, Makino H, Wada J, Ohashi K, Takaichi K, Ubara Y. Paratubular basement membrane insudative lesions predict renal prognosis in patients with type 2 diabetes and biopsy-proven diabetic nephropathy. PLoS One. 2017;12:e0183190.

[34] Stout LC, Whorton EB. Pathogenesis of extra efferent vessel development in diabetic glomeruli. Hum Pathol. 2007;38:1167–77.

[35] Smith JP. Anatomical features of the human renal glomerular efferent vessel. J Anat. 1956;90:290–2.

[36] Min W, Yamanaka N. Three-dimensional analysis of increased vasculature around the glomerular vascular pole in diabetic nephropathy. Virchows Archiv A Pathol Anat Histopathol. 1993;423:201–7.

[37] Fioretto P, Mauer M. Histopathology of diabetic nephropathy. Semin Nephrol. 2007;27:195–207.

[38] Solez K, Colvin RB, Racusen LC, Sis B, Halloran PF, Birk

PE, Campbell PM, Cascalho M, Collins AB, Demetris AJ, Drachenberg CB, Gibson IW, Grimm PC, Haas M, Lerut E, Liapis H, Mannon RB, Marcus PB, Mengel M, Mihatsch MJ, Nankivell BJ, Nickeleit V, Papadimitriou JC, Platt JL, Randhawa P, Roberts I, Salinas-Madriga L, Salomon DR, Seron D, Sheaff M, Weening JJ. Banff'05 Meeting Report: differential diagnosis of chronic allograft injury and elimination of chronic allograft nephropathy ('CAN'). Am J Transplant. 2007;7:518–26.

[39] [Manual for pathological diagnosis of diabetic nephropathy and hypertensive nephrosclerosis]. Nihon Jinzo Gakkai Shi. 2015;57:649–725.

[40] Moriya T, Omura K, Matsubara M, Yoshida Y, Hayama K, Ouchi M. Arteriolar hyalinosis Predicts increase in albuminuria and GFR decline in normo- and microalbuminuric Japanese patients with type 2 diabetes. Diabetes Care. 2017;40:1373–8.

[41] Westberg NG, Michael AF. Immunohistopathology of diabetic glomerulosclerosis. Diabetes. 1972;21:163–74.

[42] Ainsworth SK, Hirsch HZ, Brackett NC Jr, Brissie RM, Williams AV Jr, Hennigar GR. Diabetic glomerulonephropathy: histopathologic, immunofluorescent, and ultrastructural studies of 16 cases. Hum Pathol. 1982;13:470–8.

[43] Miller K, Michael AF. Immunopathology of renal extracellular membranes in diabetes mellitus. Specificity of tubular basement-membrane immunofluorescence. Diabetes. 1976;25:701–8.

[44] Berns AW, Hirata Y, Blumenthal HT. Application of fluorescence microscopy to the study of possible insulin-binding reactions in formalin-fixed material. J Lab Clin Med. 1962;60:535–51.

[45] Farrant PC, Shedden WI. Observations on the uptake of insulin conjugated with fluorescein isothiocyanate by diabetic kidney tissue. Diabetes. 1965;14:274–8.

[46] Mise K, Hoshino J, Ueno T, Sumida K, Hiramatsu R, Hasegawa E, Yamanouchi M, Hayami N, Suwabe T, Sawa N, Fujii T, Hara S, Ohashi K, Takaichi K, Ubara Y. Clinical implications of linear immunofluorescent staining for immunoglobulin G in patients with diabetic nephropathy. Diabetes Res Clin Pract. 2014;106:522–30.

[47] Hoshino J, Mise K, Ueno T, Imafuku A, Kawada M, Sumida K, Hiramatsu R, Hasegawa E, Yamanouchi M, Hayami N, Suwabe T, Sawa N, Hara S, Fujii T, Ohashi K, Ubara Y, Takaichi K. A pathological scoring system to predict renal outcome in diabetic nephropathy. Am J Nephrol. 2015;41:337–44.

[48] Alamartine E, Sauron C, Laurent B, Sury A, Seffert A, Mariat C. The use of the Oxford classification of IgA nephropathy to predict renal survival. Clin J Am Soc Nephrol. 2011;6:2384–8.

[49] Hsieh C, Chang A, Brandt D, Guttikonda R, Utset TO, Clark MR. Predicting outcomes of lupus nephritis with tubulointerstitial inflammation and scarring. Arthritis Care Res (Hoboken). 2011;63:865–74.

[50] Mise K, Hoshino J, Ueno T, Hazue R, Hasegawa J, Sekine A, Sumida K, Hiramatsu R, Hasegawa E, Yamanouchi M, Hayami N, Suwabe T, Sawa N, Fujii T, Hara S, Ohashi K, Takaichi K, Ubara Y. Prognostic value of tubulointerstitial lesions, urinary n-acetyl-beta-dglucosaminidase, and urinary beta2-microglobulin in patients with type 2 diabetes and biopsy-proven diabetic nephropathy. Clin J Am Soc Nephrol. 2016;11:593–601.

[51] Yamanouchi M, Hoshino J, Ubara Y, Takaichi K, Kinowaki K, Fujii T, Ohashi K, Mise K, Toyama T, Hara A, Shimizu M, Furuichi K, Wada T. Clinicopathological predictors for progression of chronic kidney disease in nephrosclerosis: a biopsy-based cohort study. Nephrol Dial Transplant. 2019;34:1182–8.

[52] Yamanouchi M, Furuichi K, Hoshino J, Toyama T, Hara A, Shimizu M, Kinowaki K, Fujii T, Ohashi K, Yuzawa Y, Kitamura H, Suzuki Y, Sato H, Uesugi N, Hisano S, Ueda Y, Nishi S, Yokoyama H, Nishino T, Samejima K, Kohagura K, Shibagaki Y, Mise K, Makino H, Matsuo S, Ubara Y, Wada T. Nonproteinuric versus proteinuric phenotypes in diabetic kidney disease: a propensity score-matched analysis of a nationwide, biopsy-based cohort study. Diabetes Care. 2019;42(5):891–902.

[53] Vaidya VS, Niewczas MA, Ficociello LH, Johnson AC, Collings FB, Warram JH, Krolewski AS, Bonventre JV. Regression of microalbuminuria in type 1 diabetes is associated with lower levels of urinary tubular injury biomarkers, kidney injury molecule-1, and N-acetyl-beta-D-glucosaminidase. Kidney Int. 2011;79:464–70.

[54] Fufaa GD, Weil EJ, Nelson RG, Hanson RL, Bonventre JV, Sabbisetti V, Waikar SS, Mifflin TE, Zhang X, Xie D, Hsu CY, Feldman HI, Coresh J, Vasan RS, Kimmel PL, Liu KD. Association of urinary KIM-1, L-FABP, NAG and NGAL with incident end-stage renal disease and mortality in American Indians with type 2 diabetes mellitus. Diabetologia. 2015;58:188–98.

[55] Niewczas MA, Gohda T, Skupien J, Smiles AM, Walker WH, Rosetti F, Cullere X, Eckfeldt JH, Doria A, Mayadas TN, Warram JH, Krolewski AS. Circulating TNF receptors 1 and 2 predict ESRD in type 2 diabetes. J Am Soc Nephrol. 2012;23:507–15.

[56] Pavkov ME, Nelson RG, Knowler WC, Cheng Y, Krolewski AS, Niewczas MA. Elevation of circulating TNF receptors 1 and 2 increases the risk of end-stage renal disease in American Indians with type 2 diabetes. Kidney Int. 2015;87:812–9.

[57] Tangri N, Stevens LA, Griffith J, Tighiouart H, Djurdjev O, Naimark D, Levin A, Levey AS. A predictive model for progression of chronic kidney disease to kidney failure. JAMA. 2011;305:1553–9.

[58] Tangri N, Grams ME, Levey AS, Coresh J, Appel LJ, Astor BC, Chodick G, Collins AJ, Djurdjev O, Elley CR, Evans M, Garg AX, Hallan SI, Inker LA, Ito S, Jee SH, Kovesdy CP, Kronenberg F, Heerspink HJ, Marks A, Nadkarni GN, Navaneethan SD, Nelson RG, Titze S, Sarnak MJ, Stengel B, Woodward M, Iseki K. Multinational assessment of accuracy of equations for predicting risk of kidney failure: a meta-analysis. JAMA. 2016;315:164–74.

第11章

肾硬化症和糖尿病肾脏疾病
Nephrosclerosis and Diabetic Kidney Disease

Masayuki Yamanouchi　　Kengo Furuichi　　Takashi Wada　　著
陈亚巍　译

一、肾硬化症

由于老年人及高血糖、高血压、肥胖和（或）血脂异常患者的增加，导致在所有发达国家和一些发展中国家的肾硬化症患者人数迅速增长[1]。在美国、欧洲和日本，肾硬化症、糖尿病肾脏疾病和肾小球肾炎已成为终末期肾病的主要原因[2-4]。尽管近年来肾硬化症引起了更多的关注，但人们对其认识仍然很局限，特别是病理特征及其与慢性肾脏病进展的关系[5-7]。这主要是因为缺乏来自可疑肾硬化症〔包括老年患有高血糖、高血压、肥胖和（或）血脂异常的患者〕的肾活检数据。肾硬化症定义是病理表现为节段性或全球硬化、间质纤维化、肾小管萎缩和动脉硬化，尽管在临床上常可根据老年人出现蛋白尿和肾功能及慢性生活方式相关疾病的患者进行诊断[8]。然而，关于肾硬化症患者肾脏预后临床特征的数据有限且结果不一致[9-15]。大多数研究表明，蛋白尿和肾小球滤过率下降是肾硬化症患者发展为 ESRD 的独立危险因素，但其他临床因素（年龄、性别、种族、高尿酸血症、血清白蛋白、血红蛋白、体重指数和收缩压）对患者预后的影响存在争议。同样，这些差异可能是由于肾硬化症病理的研究数量有限，许多临床诊断为肾硬化的患者实际上可能有不同的肾脏疾病或伴随其他肾脏疾病。

在此背景下，本研究有两个目的：①明确经活检证实的肾硬化症患者的临床病理特征；②评估这些特征与慢性肾脏病进展的相关性。

这是一项在日本 13 个中心的回顾性研究，共纳入 184 例经临床、肾活检诊断为肾硬化症患者[16]。表 11-1 展示了研究组在活检时应用热图分类法对慢性肾脏病的临床特征进行分组[17]，将慢性肾脏病患者分为四组，即绿色-低风险、黄色-中度风险、橙色-高风险、红色-极高危风险。由于病例数有限，基于研究目的将绿色和黄色两组分为一组（绿色和黄色），平均年龄 55.5 ± 12.0 岁，其中 66% 为男性，平均血压为（139.6 ± 21.2）/（83.9 ± 16.9）mmHg。与橙色组相比，红色组的年龄更高，BMI 更低。性别、收缩压、舒张压、总胆固醇、尿潜血、肾素 – 血管紧张素系统阻滞药、钙通道阻滞药、降脂药物

表 11-1　研究组活检时的临床特征和对应慢性肾脏病热图分类

热　图	绿色和黄色（n=36）	橙色（n=57）	红色（n=91）	合计（n=184）
年龄（岁）	53.17 ± 12.86	53.60 ± 10.84	57.62 ± 12.18**	55.50 ± 12.04
性别（男性）	61%	70%	56%	66%
体重指数	26.05 ± 3.56	26.61 ± 9.21	24.22 ± 3.65**	25.31 ± 6.01
收缩压（mmHg）	142.30 ± 16.22	134.95 ± 16.07	141.65 ± 25.21	139.59 ± 21.18
舒张压（mmHg）	81.55 ± 9.89	81.58 ± 12.42	86.37 ± 21.08	83.89 ± 16.94
肌酐（mg/dl）	0.82 ± 0.21	0.94 ± 0.24	1.69 ± 1.03*	1.29 ± 0.84
总胆红素（mg/dl）	234.44 ± 183.23	220.85 ± 146.62	213.64 ± 48.71	220.33 ± 122.23
尿蛋白（g/d）	0.13 ± 0.08	0.93 ± 3.54	0.76 ± 1.05	0.69 ± 2.13
尿潜血	0.00，0.00~0.50	0.00，0.00~1.00	0.00，0.00~0.50	0.00，0.00~0.50
肾素 - 血管紧张素系统抑制药	37%	37%	47%	42%
钙通道阻滞药	34%	46%	49%	45%
调脂药	9%	19%	24%	20%

尿潜血转换方法：阴性为 0，± 为 0.5，1+ 为 1，2+ 为 2，3+ 为 3

*. 与绿色和黄色、橙色对比，$P < 0.05$

**. 与橙色对比，$P < 0.05$

数值表示为：平均值 ± 标准差或中位数，四分位间距[16]

的使用情况在各组间无显著差异。

病理特征也根据以下 6 个标准进行评估。

(1) 肾小球全球硬化 / 塌陷性肾小球改变和缺血性肾小球改变（GScle）：定义为所有毛细血管硬化，未见毛细血管腔及毛细血管塌陷。

(2) 节段性肾小球硬化（SSCle）：部分肾小球血管硬化。

(3) 肾小球肥大（GMeg）：所有活检标本中发现一个或多个肾小球的直径大于 250μm。

(4) 间质纤维化和肾小管萎缩（IFTA）：定义为间质中胶原物质和相关分子的沉积。肾小管萎缩定义为肾小管直径和数量减少。

(5) 间质细胞浸润（ICell）：定义为炎症细胞在肾小管间质浸润。

小动脉透明样变性（Hyali）：定义为动脉壁透明层厚度占的整个动脉壁厚度的百分比。完全闭塞的动脉和连接全球硬化的肾小球动脉需要展示用于对比。

(6) 动脉粥样硬化性内膜增厚（Athero）：评估小动脉或较大动脉（小叶间动脉、弓状动脉）纤维内膜厚度，以及管壁的对称性。分支动脉不进行评估。

图 11-1 和图 11-2 显示了研究组的基线病理特征。GScle、IFTA、Hyali 的得分高于绿色和黄色、橙色组。红色、橙色组的 ICell 和 Athero 得分也高于绿色和黄色组得分。超过 70% 的病例观察到 IFTA 和动脉硬化病变，甚至在绿色和黄色组也观察到这样的变化。ICell 和 Hyali 的进展也与热图分类相一致。

然后我们探讨了病理改变与临床特征的相关性（表 11-2）。GScle、IFTA 和 Hyali 与年龄相关，表明衰老导致肾脏的各种病理和生理变化[18-20]。体重指数、收缩压、舒张压与病理改变无相关性。

此外，我们还探讨了临床病理特征与一些临床结局的关联，包括起始透析、复合肾脏事件（起始透析、eGFR 降低≥50%，或血清肌酐倍增）、心血管事件（心血管死亡、非致死性心肌梗死、冠状动脉介入治疗或非致死性脑卒中）和全因死亡。每种结局的发生率以 95%CI 的形式报道。

表 11-3 显示了每 100 人 / 年的临床发生率。在高危风险组中复合肾终点、透析和全因死亡率的发生率均显著增高。36 例患者发生复合肾脏终点事件（透析、肌酐倍增或肾小球滤过率减半），但在整个观察期间，分别仅有 3 例、7 例和 3 例患者出现肾脏死亡（透析或肾移植）、心血管事件和死亡。

最后，采用 Cox 回归分析，HR 及 95%CI 用来评估各种临床、组织学特征与复合肾脏终点的相关性。

表 11-4 展示了 Cox 分析中各预测变量与临床结局的关系。在单因素 Cox 分析中，肾小球硬化、IFTA 和间质细胞浸润与发生复合肾脏终点，具有统计学意义的相关性（HR 分别为 1.18、1.84、1.69），在慢性肾脏病热图分类的红色组中肾小球硬化与复合肾脏终点相关（HR=2.85，P=0.053）。然而，在纳

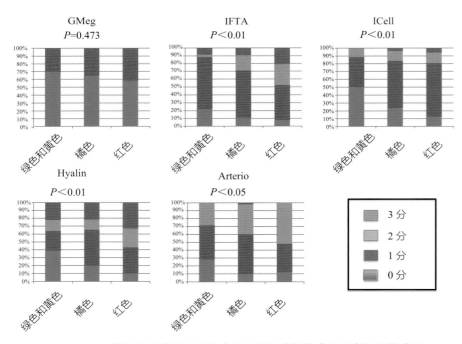

▲ 图 11-1　慢性肾脏病热图分类中各组的肾脏慢性病理改变评分构成比

GMeg. 肾小球肥大；IFTA. 间质纤维化和肾小管萎缩；ICell. 间质细胞浸润；Hyalin. 动脉透明样变；Arterio. 伴有内膜增厚的动脉硬化。**P** 值采用单因素方差分析检验[16]

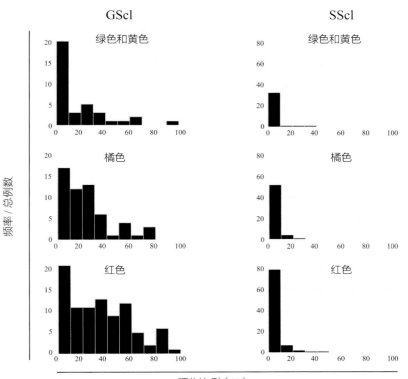

▲ 图 11-2　慢性肾脏病热图分类中各组的肾小球硬化症直方图

GScl. 全球肾小球硬化 / 塌陷性肾小球改变和缺血性肾小球改变；SScl. 节段性肾小球硬化[16]

表 11-2　病理改变与临床疾病的相关性

	肾小球硬化	节段性肾小球硬化	肾小球肥大	间质纤维化和肾小管萎缩	间质细胞浸润	动脉透明样变性	动脉粥样硬化性内膜增厚
年龄	0.27*	0.14	0.14	0.19*	0.07	0.17*	0.12
体重指数	−0.06	−0.03	0.07	0.01	0.00	0.00	−0.08
收缩压	0.04	0.10	0.10	0.05	0.06	0.08	0.07
舒张压	0.02	−0.02	0.15	0.01	0.08	0.06	0.09
肌酐	0.13	0.01	0.00	0.07	0.13	0.15	−0.04
总胆固醇	−0.13	−0.05	−0.08	−0.05	−0.06	−0.03	0.01
尿蛋白	−0.03	0.12	−0.03	−0.06	−0.03	−0.04	0.02
尿潜血	0.19*	−0.10	0.12	0.15*	0.06	0.09	−0.13

表中所示的数字是相关系数

*. $P < 0.05$[16]

表 11-3　每 100 人 / 年的临床结局发病率

热　图	绿色和黄色			橙　色			红　色			合　计		
	率	（95%CI）		率	（95%CI）		率	（95%CI）		率	（95%CI）	
复合肾脏终点事件	1.42	0.53	3.79	2.16	1.03	4.54	3.98	2.69	5.89	2.92	2.11	4.05
肾脏死亡	0.00			0.00			0.61	0.20	1.90	0.31	0.10	0.95
CV 事件	1.64	0.41	6.56	0.97	0.14	6.91	1.49	0.56	3.96	1.42	0.68	2.97
全因死亡	0.34	0.05	2.44	0.00			0.30	0.08	1.20	0.23	0.07	0.70

复合肾脏终点定义为导入透析、肌酐倍增或肾小球滤过率减半。肾脏死亡定义为透析或肾移植
CV. 心血管事件 [16]

入临床和药物治疗信息的多因素 Cox 模型中，肾小球硬化、IFTA 和间质细胞浸润与复合肾脏结局的相关性并未达到统计学意义，而肾小球硬化在红色（极高危风险）组中对于复合肾脏终点是一个具有统计学意义的危险因素（HR=9.51）。

综上所述，虽然估算肾小球滤过率正常和少量蛋白尿（绿色和黄色组）的患者中也观察到一些肾脏病理学改变，如 IFTA 和动脉粥样硬化，但在本研究中，肾脏病理改变对复合肾脏终点的影响较小。

二、肾硬化症和糖尿病肾病

典型糖尿病肾病的特征是基底增厚和系膜基质结节性病变（Kimmelstiel–Wilson 结节）[21, 22]。两者的特点都是细胞外基质的蓄积，这被认为是长期存在的糖尿病所导致的。这些病变通常不存在于肾硬化症中。另一方面，有观点认为肾硬化症和糖尿病肾病又存在很多共同的病理特征，因为两者都是生活方式相关的慢性疾病，影响老年人及高血糖、高血压、肥胖和（或）血脂异常的患者。然而，这并没有得到证实。事实上，目前缺乏基于肾活检的肾病硬化症和糖尿病肾病的对比研究。

在此背景下，本研究旨在探讨肾硬化症与糖尿病肾病病理改变的异同。

我们展示了来自日本的 13 个中心的两项回顾性研究的数据，其中包括 184 名活检证实的肾硬化症患者和 600 名活检证实的糖尿病肾病患者 [17, 23]。

表 11-5 展示了肾硬化症和糖尿病肾病的病理表现。我们发现肾硬化和糖尿病肾病在间质和血管病变中有共同的病理特征，但肾小球病变中存在差异。在肾小球病变中，几种病理改变如弥漫性病变（系膜病变）、结节性病变（结节性硬化）、内皮下间隙增宽（渗出性双轨征）、系膜溶解 / 微动脉瘤、门周新生血管（轻度小血管增生）仅出现在糖尿病肾病中。

表 11-6 展示了肾硬化症和糖尿病肾病的病理评分。随着慢性肾脏病热图分类的升高，糖尿病肾

表 11-4　Cox 回归分析

	单变量			模型 1			模型 2		
	HR	95%CI	*P* 值	HR	95%CI	*P* 值	HR	95%CI	*P* 值
年龄	1.02	0.99~1.05	0.147	1.03	0.98~1.07	0.239	1.02	0.97~1.07	0.381
性别	0.98	0.50~1.90	0.942	0.54	0.20~1.47	0.229	0.30	0.10~0.97	0.044
体重指数	0.90	0.79~1.01	0.075	1.07	0.88~1.30	0.475	1.06	0.86~1.31	0.562
收缩压	1.01	0.99~1.02	0.450	1.03	1.00~1.05	0.068	1.02	0.99~1.05	0.130
总胆固醇	1.00	1.00~1.00	0.720	1.00	1.00~1.00	0.0896	1.00	1.00~1.00	0.754
尿潜血	1.35	0.90~2.04	0.152	1.26	0.67~2.37	0.466	1.41	0.75~2.66	0.286
估算肾小球滤过率	0.97	0.95~0.99	0.005						
尿蛋白	1.03	0.95~1.12	0.483						
热　图									
绿色和黄色	参　考			参　考			参　考		
橙色	1.37	0.40~4.74	0.619	5.48	0.51~58.88	0.160	4.77	0.43~52.78	0.203
红色	2.85	0.99~8.24	0.053	9.58	1.08~84.55	0.042	9.51	1.03~87.96	0.047
RAS 系统抑制药	1.72	0.76~3.91	0.195				1.22	0.27~5.46	0.793
调脂药	1.93	0.97~3.84	0.061				0.23	0.03~1.76	0.157
钙通道阻滞药	1.58	0.53~4.72	0.413				3.60	0.95~13.67	0.060
肾小球硬化 /10%	1.18	1.04~1.33	0.010	1.04	0.83~1.30	0.730	0.98	0.78~1.23	0.847
节段性肾小球硬化 / 10%	1.28	0.84~1.95	0.249						
肾小球肥大	1.63	0.76~3.48	0.210						
间质纤维化和肾小管萎缩	1.84	1.22~2.77	0.004	1.92	0.74~4.99	0.178	2.03	0.76~5.40	0.155
间质细胞浸润	1.69	1.12~2.56	0.013	0.83	0.32~2.15	0.705	0.88	0.32~2.37	0.794
动脉透明样变	1.30	0.91~1.85	0.145						
动脉粥样硬化性内膜增厚	1.39	0.82~2.36	0.222						

模型 1：纳入年龄、性别、体重指数、收缩压、血清总胆固醇水平、尿潜血、肾小球硬化、间质纤维化和肾小管萎缩、间质细胞浸润和热图分组（绿色＋黄色）

模型 2：纳入模型 1 中因素及 RAS 系统抑制剂、调脂药和钙通道阻滞药

表 11-5 糖尿病肾病和肾硬化症的病理学变化

病理改变	糖尿病肾病	肾硬化症
肾小球病变	• 弥漫性病变（系膜扩张） • 结节状病变（结节性硬化） • 内皮下间隙增宽（基底膜双轨征） • 渗出性病变 • 系膜溶解 / 微动脉瘤 • 门周新生血管（轻度小血管增生） • 全球肾小球硬化 / 塌陷性肾小球病变（缺血性肾病） • 节段性肾小球硬化 • 肾小球肥大	• 全球肾小球硬化 / 塌陷性肾小球病变（缺血性肾病） • 节段性肾小球硬化 • 肾小球肥大
间质病变	• 间质纤维化和肾小管萎缩 • 间质炎症	• 间质纤维化和肾小管萎缩 • 间质炎症
血管病变	• 小动脉透明样变 • 内膜增厚	• 小动脉透明样变 • 内膜增厚

引自 Furuichi et al.[16, 23]

表 11-6 糖尿病肾病及肾硬化症的病理评分

按 GFR 和蛋白尿划分的 CKD	绿色和黄色		橙 色		红 色		（平均）合计	
	肾硬化症	糖尿病肾病	肾硬化症	糖尿病肾病	肾硬化症	糖尿病肾病	肾硬化症	糖尿病肾病
肾小球全球硬化	17.62	8.21*	22.78	17.09	33.28	32.44	26.96	24.36
节段性肾小球硬化	2.19	2.16	1.87	2.66	3.28	4.74	2.63	3.77
肾小球肥大	0.31	0.22	0.36	0.31	0.42	0.40	0.38	0.35
间质纤维化和肾小管萎缩	0.97	0.88	1.27	1.42	1.60	2.17*	1.37	1.76*
间质炎症	0.61	0.75	0.96	1.05	1.12	1.53*	0.97	1.27*
小动脉透明样变	1.19	1.50	1.36	2.05*	1.80	2.36*	1.54	2.13*
内膜增厚	1.00	0.87	1.32	1.09	1.40	1.38	1.29	1.22

Furuichi et al.[16, 23]

引自参考文献 [16][19] 的数据

*. P 值＜0.05

中间质纤维化和肾小管萎缩、间质炎症和动脉硬化的严重程度高于肾硬化症。

综上所述，虽然肾硬化和糖尿病肾病有很多相同的病理特征，但一些肾小球病变如弥漫性病变（系膜病变）、结节性病变（结节性硬化）、内皮下间隙增宽（渗出性双轨征）、系膜溶解 / 微动脉瘤、门周新生血管（轻度小血管增生）仅在糖尿病肾病中可见。

参考文献

[1] Jha V, Garcia-Garcia G, Iseki K, Li Z, Naicker S, Plattner B, Saran R, Wang AY, Yang CW. Chronic kidney disease: global dimension and perspectives. Lancet. 2013;382(9888):260–72. https://doi.org/10.1016/S0140-6736(13)60687-X. Erratum in: Lancet. 2013;382(9888):208.

[2] United States Renal Data System. 2016 USRDS annual data report: epidemiology of kidney disease in the United States. Bethesda, MD: National Institutes of Health, National Institute of Diabetes and Digestive and Kidney Diseases; 2016.

[3] ERA-EDTA Registry. ERA-EDTA Registry annual report 2015. Amsterdam: Academic Medical Center, Department of Medical Informatics; 2017.

[4] Japanese Society for Dialysis Therapy Renal Data Registry. Annual report 2014, JSDT Renal Data Registry (JRDR). Ren Replace Ther 2014;3:18. https://doi.org/10.1186/s41100-017-0097-8.

[5] Takebayashi S, Kiyoshi Y, Hisano S, Uesugi N, Sasatomi Y, Meng J, Sakata N. Benign nephrosclerosis: incidence, morphology and prognosis. Clin Nephrol. 2001;55(5): 349–56.

[6] Liang S, Le W, Liang D, Chen H, Xu F, Chen H, Liu Z, Zeng C. Clinico-pathological characteristics and outcomes of patients with biopsy-proven hypertensive nephrosclerosis: a retrospective cohort study. BMC Nephrol. 2016;17:42. https://doi.org/10.1186/s12882-016-0254-2.

[7] Haruhara K, Tsuboi N, Kanzaki G, Koike K, Suyama M, Shimizu A, Miyazaki Y, Kawamura T, Ogura M, Yokoo T. Glomerular density in biopsy-proven hypertensive nephrosclerosis. Am J Hypertens. 2015;28(9):1164–71. https://doi.org/10.1093/ajh/hpu267.

[8] Olson JL. Renal disease caused by hypertension. In: Jenette JC, Olson JL, Schwartz MM, Silva FG, editors. Heptinstall's pathology of the kidney. 7th ed. Philadelphia: Wolters Kluwer; 2015. p. 849–96.

[9] Morduchowicz G, Boner G, Ben-Bassat M, Rosenfeld JB. Proteinuria in benign nephrosclerosis. Arch Intern Med. 1986;146(8):1513–6.

[10] Narvarte J, Privé M, Saba SR, Ramirez G. Proteinuria in hypertension. Am J Kidney Dis. 1987;10(6):408–16.

[11] Toto RD. Proteinuria and hypertensive nephrosclerosis in African Americans. Kidney Int Suppl. 2004;92:S102–4.

[12] Dasgupta I, Porter C, Innes A, Burden R. "Benign" hypertensive nephrosclerosis. QJM. 2007;100(2):113–9.

[13] Vikse BE, Aasarød K, Bostad L, Iversen BM. Clinical prognostic factors in biopsy-proven benign nephrosclerosis. Nephrol Dial Transplant. 2003;18(3):517–23.

[14] Sumida K, Hoshino J, Ueno T, Mise K, Hayami N, Suwabe T, Kawada M, Imafuku A, Hiramatsu R, Hasegawa E, Yamanouchi M, Sawa N, Fujii T, Ohashi K, Takaichi K, Ubara Y. Effect of proteinuria and glomerular filtration rate on renal outcome in patients with biopsy-proven benign nephrosclerosis. PLoS One. 2016;11(1):e0147690. https://doi.org/10.1371/journal.pone.0147690.

[15] Momoki K, Kataoka H, Moriyama T, Mochizuki T, Nitta K. Hyperuricemia as a predictive marker for progression of nephrosclerosis: clinical assessment of prognostic factors in biopsy-proven arterial/arteriolar nephrosclerosis. J Atheroscler Thromb. 2017;24(6):630–42. https://doi.org/10.5551/jat.37523.

[16] Furuichi K, Shimizu M, Yuzawa Y, Hara A, Toyama T, Kitamura H, Suzuki Y, Sato H, Uesugi N, Ubara Y, Hoshino J, Hisano S, Ueda Y, Nishi S, Yokoyama H, Nishino T, Kohagura K, Ogawa D, Mise K, Shibagaki Y, Kimura K, Haneda M, Makino H, Matsuo S, Wada T, Research Group of Diabetic Nephropathy and Nephrosclerosis, Ministry of Health, Labour and Welfare of Japan, and Japan Agency for Medical Research and Development. Nationwide multicenter kidney biopsy study of Japanese patients with hypertensive nephrosclerosis. Clin Exp Nephrol. 2017;22(3):629–37. https://doi.org/10.1007/s10157-017-1496-4.

[17] Levin A, Stevens PE. Summary of KDIGO 2012 CKD Guideline: behind the scenes, need for guidance, and a framework for moving forward. Kidney Int. 2014;85(1):49–61. https://doi. org/10.1038/ki.2013.444.

[18] Glassock RJ, Rule AD. The implications of anatomical and functional changes of the aging kidney: with an emphasis on the glomeruli. Kidney Int. 2012;82(3):270–7. https://doi.org/10.1038/ki.2012.65.

[19] O'Sullivan ED, Hughes J, Ferenbach DA. Renal aging: causes and consequences. J Am Soc Nephrol. 2017;28(2):407–20. https://doi.org/10.1681/ASN.2015121308.

[20] Hommos MS, Glassock RJ, Rule AD. Structural and functional changes in human kidneys with healthy aging. J Am Soc Nephrol. 2017;28(10):2838–44. https://doi.org/10.1681/ASN.2017040421.

[21] Olson JL, Laszik ZG. Diabetic nephropathy. In: Jenette JC, Olson JL, Schwartz MM, Silva FG, editors. Heptinstall's pathology of the kidney. 7th ed. Philadelphia: Wolters Kluwer; 2015. p. 897–949.

[22] Tervaert TW, Mooyaart AL, Amann K, Cohen AH, Cook HT, Drachenberg CB, Ferrario F, Fogo AB, Haas M, de Heer E, Joh K, Noël LH, Radhakrishnan J, Seshan

SV, Bajema IM, Bruijn JA. Renal pathology society. Pathologic classification of diabetic nephropathy. J Am Soc Nephrol. 2010;21(4):556–63. https://doi.org/10.1681/ASN.2010010010.

[23] Furuichi K, Yuzawa Y, Shimizu M, Hara A, Toyama T, Kitamura H, Suzuki Y, Sato H, Uesugi N, Ubara Y, Hisano S, Ueda Y, Nishi S, Yokoyama H, Nishino T, Kohagura K, Ogawa D, Mise K, Shibagaki Y, Kimura K, Haneda M, Makino H, Matsuo S, Wada T. Nationwide multicentre kidney biopsy study of Japanese patients with type 2 diabetes. Nephrol Dial Transplant. 2017;33(1) https://doi.org/10.1093/ndt/gfw417.

非糖尿病性肾病及糖尿病肾病

Nondiabetic Renal Disease (NDRD) and Diabetic Kidney Disease (DKD)

Koki Mise 著

李 琳 译

第 12 章

一、背景

CKD 的多样性导致难以区分单纯 DN 和合并 NDRD 的 DN。

在世界上许多地方，糖尿病（Diabetes mellitus，DM）仍然是需要肾脏替代治疗的终末期肾病的主要原因，并且糖尿病和肾病的共存增加了死亡率和心血管疾病的风险[1, 2]。据报道，在美国成年人中，2 型糖尿病患者（T2DM）的慢性肾脏病患病率是非糖尿病人群的 3 倍[3]。与 1 型糖尿病（T1DM）患者的糖尿病肾病（DKD）临床病程不同，T2DM 患者的糖尿病肾病临床病程似乎更加复杂和多样[4, 5]。这是因为与 T1DM 患者相比，T2DM 患者往往有更多的代谢并发症，并且 T2DM 患者的临床表现在不同的国家和种族中有所不同[6, 7]，此外对 T2DM 的治疗会影响 DKD 的临床进程[8-11]。

在患有糖尿病和（或）慢性肾脏病的患者中，伴有糖尿病的慢性肾脏病、DKD 和 DN（被定义为经病理证实的糖尿病诱发的肾病）的关系如图 12-1 所示。由于 DKD 和 DN 的不同特点，每种疾病类别的实际范围仍不清楚。伴有糖尿病的慢性肾脏病不仅包括 CKD/DN，还包括非糖尿病肾病和与肾硬化症共存的 DKD（图 12-1A）[12]。由于 CKD 的定义中包含结构变化或异常，为组织学上已证实的肾脏疾病，图 12-1A 显示了各分组的确切关系[13]。然而在临床上，一部分 DKD 由于未进行肾活检而漏诊，未归类为 CKD（图 12-1B）。临床上，大多数糖尿病患者进行肾脏活检都是为了与 NDRD 相鉴别[14-15]。我们通常考虑对于具有不典型临床病程和表现的糖尿病患者进行肾活检，"典型"或"不典型"由临床医生进行判断。由于缺乏糖尿病患者肾活检的规范指征，我们对于 DN 可能会叠加哪些 NDRD，以及什么样的临床表现对鉴别 NDRD 和明确是否进行后续的肾活检有帮助知之甚少。研究糖尿病患者的肾活检需要回答这些临床问题，但临床问题的证据仅限于各机构基于临床活检的研究，小部分针对少数糖尿病患者的活检研究除外。

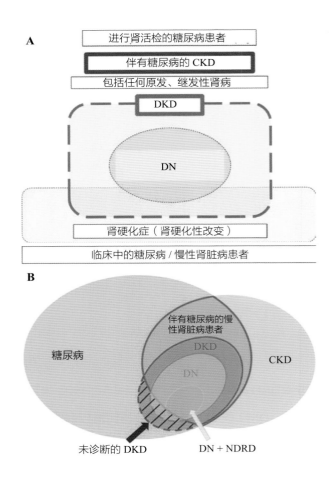

◀ 图 12-1　A. 在接受肾活检的患者中，合并糖尿病的 CKD、DKD 和 DN 的关系图示，根据 Furuichi 等进行修改[12]；B. 糖尿病、CKD、DKD 和 DN 在临床中的关系图示。"DKD"的定义仍有争议，但似乎大多数肾病学家认为 DKD 是一种慢性肾脏疾病，其病因是糖尿病及其相关因素。DN 通常与病理证实的糖尿病引起的肾脏疾病有关。在临床实践中，糖尿病患者肾活检存在选择偏倚，不同机构的糖尿病患者肾活检指征不同。此外，DKD 的临床表现也比以往更具有异质性。近年来，DKD 肾组织常发生肾硬化（肾硬化改变）。因此，每个类别的真正定义仍然是未知的，可能在不同国家和种族中是不同的。CKD. 慢性肾脏病；DKD. 糖尿病肾脏疾病；DN. 糖尿病肾病

在本节中，介绍了非糖尿病肾病（NDRD）合并糖尿病肾病（DN）。根据近期对糖尿病患者，尤其是 T2DM 患者进行肾活检的研究中的临床病理结果，对于区分单纯 DN、合并 NDRD 和单纯 NDRD 的预测因子进行了总结。

二、NDRD 合并 DN

1. 患病率及最常见的 NDRD

最近，ERA-EDTA 免疫肾脏病工作组对 48 项研究（4876 例糖尿病患者）进行了系统性回顾和 Meta 分析，以阐明肾活检在糖尿病患者中的潜在作用[2]。这项 Meta 分析的特点是大多数研究是回顾性设计（75%），在亚洲国家进行（占 27/48，患者数量占总患者数量的 46%），纳入了 T2DM 患者（83%）。更重要的是，在这项分析中，只有 3% 的糖尿病患者接受了研究性肾活检。在本研究中，DN、NDRD 和混合型（DN+NDRD）的患病率差异极大，分别占总诊断的 6.5%～94%、3%～82.9% 和 4%～45.5%。

有 16 项研究显示 IgA 肾病是最常见的 NDRD，9 项研究显示膜性肾病（membranous nephropathy，MN）是第二常见的 NDRD[2]，其他研究及一项 Meta 分析显示这两种疾病是 NDRD 的主要类

型[16-18]。然而，如前所述，Meta 分析中亚洲人群的高患病率可能会影响这些结果[2]。有趣的是，在 19 个纳入 2619 例患者的非亚洲国家研究，结果显示，局灶节段性肾小球硬化（focal-segmental glomerulosclerosis，FSGS）是最常见的 NDRD（11%），其次是 IgA 肾病（9%）和 MN（8%）。尤其是 FSGS，在美国的研究中占据主导地位。同样，来自新西兰的另一项研究中，FSGS 是 T2DM 患者中最常见的 NDRD[169 名 NDRD 或混合型患者中有 78 名患者（46%）为 FSGS]，研究中 66% 的患者来自毛利或帕西菲卡[19]。

因此，临床上需要进行肾活检的糖尿病患者（特别是 T2DM 患者）中最常见的 NDRD 可能对于亚洲国家是 IgA 肾病，对于其他国家是 FSGS，这一结论可能因地区和种族而有所不同。

2. DN、NDRD 及混合型的肾脏预后和死亡率

比较单纯 DN、NDRD 合并 DN（混合型）、单纯 NDRD 的肾脏预后研究较少。Oh 等报道，三组患者中单纯 DN 患者的肾脏预后最差（图 12-2A）[20]。肾活检术后 5 年的预计肾存活率，即单纯 DN 组为 61.7%，混合型 81.8%，单纯 NDRD 组为 89.2%。在本研究中，IgA 肾病是最常见的 NDRD，在 9 例单纯 NDRD 患者和 7 例混合型患者中发现。第二常见的 NDRD 是 MN，13 例单纯 NDRD 患者和 2 例混合型患者存在 MN。

与此同时，韩国的另一项研究显示，单纯 DN 与混合型的肾脏预后无显著差异（图 12-2B）[21]。MN 是此研究中除 DN 外最常见的肾脏疾病，在 19 例单纯 NDRD 患者和 6 例混合型患者存在 MN。本研究中第二位常见的 NDRD 是微小病变型肾病，存在于 12 例单纯 NDRD 患者。IgA 肾病出现在 8 例单纯 NDRD 患者和 1 例混合型患者中。

在新西兰的另一项队列研究中也观察到了类似的结果（图 12-2C）[19]。NDRD 组每年 eGFR 下降斜率的中位数为 2.2（IQR=-0.1～5.8）ml/(min·1.73m^2)，明显小于单纯 DN 组和混合型组[分别为每年 8.3（IQR=3.0～17.2）和 6.9（IQR=2.0～12.4）ml/(min·1.73m^2)，$P<0.001$]。此项研究除了比较了肾脏预后外，还对三组的全因死亡率进行了比较[19]。与肾脏预后的结果类似，在中位数为 3.6 年的随访期间，单纯 DN 患者的总体存活率最差（时序检验，$P=0.025$，图 12-2E）。本研究的主要结论为最常见的 NDRD 是 FSGS（在单纯 NDRD 型或混合型中占 46%），其次是间质性肾炎（24%）。

在最近一项大样本 T2DM 患者的研究中，对 302 例单纯 DN 患者和 174 例单纯 NDRD 患者的肾脏预后进行了比较[17]。在单纯 DN 患者以终末期肾病为评判标准，其肾脏预后更差（$P<0.001$，图 12-2D）。更重要的是，在上述所有研究中，基线时单纯 DN 组的肾功能（如 eGFR 和肌酐清除率）已经低于 NDRD 组[17, 19-21]。然而有趣的是，在最近的研究中发现，单纯 DN 与 ESRD 显著相关，但与基线 eGFR 和蛋白尿无关（单纯 DN 的 HR=6.687，95%CI 3.137～14.258，$P=0.001$）[17]。

鉴于上述结果，似乎 DN 的肾脏预后通常比单纯的 NDRD 更差，而混合型的肾脏预后各有不同。这可能是由于不同严重程度的 DN 叠加在 NDRD 上，而不是不同类型的 NDRD 叠加在 DN 上，尽管

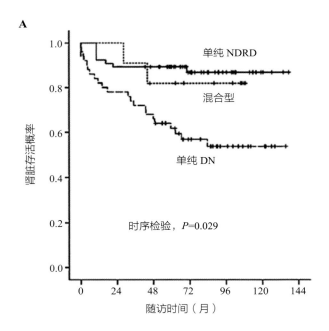

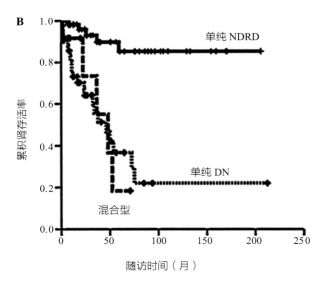

NDRD vs. DN（单纯 DN+ 混合型），*P*＜0.001
混合型 vs. 单纯 DN，*P*＞0.05

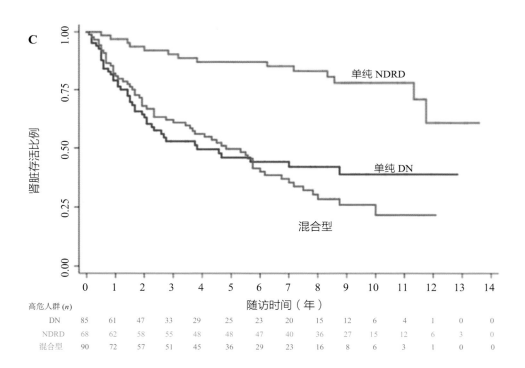

NDRD vs. DN（单纯 DN+ 混合型），*P*＜0.001
混合型 vs. 单纯 DN，*P*＞0.05

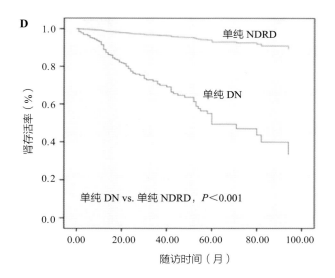

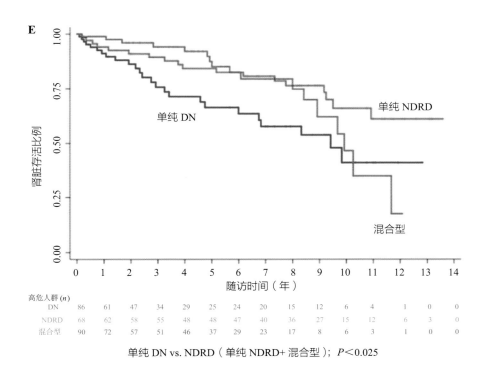

▲ 图 12-2　**A 至 C. 单纯 DN、混合型及单纯 NDRD 患者的肾脏存活率**（**A.** 改编自 Oh et al.[20]；**B.** 改编自 **Chang et al.**[21]；**C.** 改编自 **Tan et al.**[19]；**D.** 修改自 **Wang et al.**[17]）。各项研究的终点终末期肾病。在 **C** 的分析中，调整了年龄、种族、体重指数、性别、蛋白尿和肾活检时的肾小球滤过率后对肾脏存活率进行估计。总体来说，与单纯 NDRD 患者相比，单纯 DN 患者的肾脏预后更差。另一方面，混合型的患者肾脏预后各有不同，这可能是由于叠加于 NDRD 上的 DN 的严重程度各有不同，而且基线时的临床参数不同。**E. 单纯 DN、混合型及单纯 NDRD 患者的累积总生存率**（改编自 **Tan et al.**[19]）。在这项研究中，整体生存率根据年龄、种族、体重指数、性别、蛋白尿和肾活检时的肾小球滤过率进行调整。在 **3.6** 年的中位随访时间中，DN 患者的总生存率明显低于 **NDRD** 患者（单纯 **NDRD** 和混合型 **NDRD**）（$P=0.025$）

在上述研究中并没有阐明 NDRD 和混合型患者的 DN 在组织病理学方面的严重程度[19-21]。此外，单纯 NDRD 患者的肾脏预后最佳，这一点可能反映了在肾活检确诊 NDRD 后促使对每一位 NDRD 患者实施成功的治疗。

三、区分单纯 DN、DN 合并 NDRD 和单纯 NDRD 的预测因子

1. 糖尿病持续时间

在许多研究中，已经对临床上区分单纯 DN、DN 合并 NDRD 和单纯 NDRD 的决定因素进行了研究。哥伦比亚大学医学中心的一项回顾性横断面研究显示，在 2642 名接受肾活检的患者中，23.5%（620 名患者）是糖尿病患者[22]，并且在 611 例有足够样本诊断的糖尿病患者中，227 例（37%）被诊断为单纯 DN，164 例（27%）被诊断为 DN 合并 NDRD（混合型），220 例（36%）诊断为单纯 NDRD。

该研究采用多变量逻辑回归分析，评估了 NDRD（包括混合型和单纯 NDRD）与单纯 DN 的有效预测因子，发现糖尿病病程越长，发展为单纯 DN 的可能性越大，发展为 NDRD 的可能性越低（NDRD 的 OR=0.95，95%CI 0.91～0.98，P=0.004）（表 12-1）。糖尿病病程≥12 年是单纯 DN 的最佳预测因子（敏感度 57.5%、特异度 73.3%、阳性预测值 56.0%、阴性预测值 74.5%，AUC=0.66，95%CI 0.60～0.73），糖尿病病程≥8 年是 DN（包括 NDRD 叠加于 DN）的最佳预测因子（敏感度 76.8%、特异度 63.2%、阳性预测值 78.5%、阴性预测值 61.0%，AUC=0.75，95%CI 0.69～0.81）。在二次分析中，肾病范围内的蛋白尿与单纯 NDRD 呈负相关（单纯 NDRD 的 OR=0.32，95%CI 0.11～0.95，P=0.04）。

这些结果可能提示，如果糖尿病病程不超过 12 年的糖尿病患者出现尿液异常，应考虑进行肾活检来识别 NDRD。同样，许多研究报道了短病程的糖尿病对于预测 NDRD 的有效性[17, 18, 21, 23-25]。然而，短病程糖尿病的敏感性和特异性是否足以预测 NDRD 仍存在争议。

2. 糖尿病视网膜病变

糖尿病视网膜病变是糖尿病的三大并发症之一，糖尿病视网膜病变的发生与长期血糖控制不良及 DN 有关[26, 27]。许多先前的研究表明，糖尿病视网膜病变的存在是 DN 肾脏预后的独立预测因素[7, 28, 29]，提示糖尿病视网膜病变可能是存在 DN 的预测因子。

在哥伦比亚大学的上述研究中，采用多因素逻辑回归分析筛选出蛋白尿程度、基线 eGFR、年龄、性别、种族、糖尿病病程、急性肾损伤、血清补体水平、血尿蛋白电泳为潜在混杂因素，然而糖尿病视网膜病变不在此列[22]。在以前的许多研究中，糖尿病视网膜病变也被认为是一个可有效鉴别单纯 DN 和 NDRD 的预测因子[17, 21, 23-25, 30]。

在 97 例接受肾活检的以蛋白尿为主要表现的日本 T2DM 患者中，35 例（36%）为单纯 DN，16 例（17%）为 NDRD 合并 DN，46 例（47%）为单纯 NDRD[23]。对糖尿病病程、糖尿病视网膜病变、镜下

表 12-1　NDRD 主要临床预测因子与活检结果的相关性

变　量		OR（95%CI）	P 值
蛋白尿（mg/d）	<500	1.00（参照组）	
	500～3500	1.28（0.39～4.20）	0.68
	>3500	0.55（0.19～1.66）	0.29
eGFR[ml/(min · 1.73m²)]	>60	1.00（参照组）	
	30～60	0.89（0.35～2.25）	0.81
	15～30	1.42（0.53～3.82）	0.49
	≤15	1.54（0.48～4.96）	0.47
年龄		1.03（1.00～1.06）	0.06
男性		1.05（0.54～2.02）	0.89
种族	未知	1.00（参照组）	
	白种人	0.93（0.46～1.91）	0.85
	黑人	1.38（0.49～3.84）	0.54
	西班牙人	1.07（0.27～4.23）	0.93
	亚洲人	1.66（0.26～10.67）	0.59
糖尿病病程		0.95（0.91～0.98）	0.004
AKI		1.44（0.67～3.07）	0.35
低补体		4.70（0.49～45.42）	0.18
M 蛋白（血清或尿）		1.50（0.51～4.37）	0.46

改编自 Sharma et al.[22] 在此项评估 NDRD（包括 NDRD 合并 DN）与单纯 DN 的有效预测因子的多变量逻辑回归分析中，糖尿病病程越长，单纯 DN 的可能性越大，NDRD 的可能性越低（NDRD 的 OR=0.95，95%CI 0.91～0.98，P=0.004）

OR. 比值比；CI. 置信区间；eGFR. 肾小球滤过率；AKI. 急性肾损伤

血尿、尿沉渣颗粒管型等 4 项临床指标进行分析，检验这些指标是否能够将 NDRD 区别于单纯 DN。在这 4 项指标中，不患有任何类型的糖尿病视网膜病变显示出最高的灵敏度（93%）和特异度（87%），其次，短期的糖尿病病程也显示出较高的灵敏度（70%）和特异度（75%）（表 12-2）。

来自亚洲国家的两项研究也证实了类似的结果。Chang 等运用多元逻辑回归分析，在校正了年龄、高血压、血清肌酐水平、血红蛋白水平和糖尿病持续时间等混杂因素之后发现无糖尿病视网膜病变是伴有肾脏病临床表现的 T2DM 患者 NDRD 的独立预测因子（OR=10.83，95%CI 2.67～43.9，P<0.01）[21]。此外，一项研究来自中国的研究纳入了 476 名患有单纯 DN 或单纯 NDRD 的 T2DM 患者，在多变量模型中进行分析后显示糖尿病视网膜病变的存在是单纯 DN 的独立预测因子（OR=4.171，95%CI

表 12-2 区分单纯 DN 与 NDRD（包括混合型和单纯 NDRD）的灵敏度和特异性

临床参数	敏感度（%）	特异度（%）	似然比
短糖尿病病程（＜5 年）（相较于糖尿病病程≥5 年）	70	75	2.81
无糖尿病视网膜病变（相较于有糖尿病视网膜病变）	93	87	7.14
镜下血尿（相较于无镜检血尿）	69	56	1.57
有颗粒管型（相较于无颗粒管型）	47	68	1.46

改编自 Tone et al.[23] 在任何类型的糖尿病视网膜病变患者中，83.3%（20/24）的患者为单纯 DN，而在无糖尿病视网膜病变的患者中，94.7%（54/57）的患者为 NDRD。另一方面，短糖尿病病程（＜5 年）的患者中，84.6%（33/39）的患者为 NDRD。47 例镜检血尿患者中有 26 例（77%）为 NDRD

$1.810 \sim 9.612$，$P=0.001$）[17]。

基于上述结果，对于具有肾脏病的临床表现但没有糖尿病视网膜病变的糖尿病患者，肾活检可能会被推荐应用于检测 NDRD。

3. 血尿

一般来说，典型的早期 DN 通常不伴有血尿，血尿的存在与晚期 DN 相关，尽管在调整了其他已确定的临床因素之后显示血尿与肾脏预后没有明显的独立相关性 [7]。在亚洲国家，IgA 肾病是最常见的 NDRD，而 IgA 肾病最常见的表现是血尿。因此，有无血尿可以作为单纯 DN 和 NDRD 的一个有效的鉴别点，尤其是在亚洲国家。

最近一项纳入了 35 项研究和 4005 例糖尿病患者的 Meta 分析显示，血尿检测 NDRD 的诊断 OR 值为 1.85（95%CI 1.49～2.30），合并敏感性为 0.42（95%CI 0.35～0.49），特异性为 0.72（0.64～0.79）[31]。此外，综合受试者工作特征曲线下面积（SROC-AUC）为 0.59（0.54～0.63），阳性似然比为 1.49（1.28～1.75），阴性似然比为 0.81（0.75～0.87）。

此外，一项纳入了 5 项研究的 Meta 分析显示，畸形红细胞的存在对 NDRD 的预测具有较高的特异性（0.94，95%CI 0.91～0.97），SROC-AUC 为 0.79（95%CI 0.75～0.82），但合并敏感性为 0.27（95%CI 0.23～0.32）[31]。

基于这些结果，血尿对区分 NDRD 和单纯 DN 有一定的预测能力。在临床实践中，将血尿添加到其他有效的临床预测指标中，包括糖尿病视网膜病变和糖尿病病程，可能会提高其预测能力。事实上，Zhou 等的研究显示包含糖尿病病程、糖尿病视网膜病变、血尿、收缩压和 HbA1c 的模型能够明确鉴别 DN 和 NDRD（敏感度 90%、特异度 92%、阳性预测值 93%、阴性预测值 89%，总一致性 91%）[32]。

综上所述，较短的糖尿病病程、无糖尿病视网膜病变、伴有血尿是将 NDRD 区分于单纯 DN 的有效预测指标。此外，对这些因素进行综合可能会进一步提高鉴别能力。然而，这一部分的所有结果都来自以肾活检为基础的临床研究，但是这些研究中进行肾活检的适应证是不同的，这可能表明这些研究中的大多数单纯 DN 病例是被其主治医生或科室认为是"不典型的"和"需要进行肾活检的"。因此，这些结果很难被应用于所有糖尿病合并慢性肾脏病患者的临床实践当中。在以临床肾活检为基础的研究中，选择偏倚问题是长期存在的 [33, 34]。因此，有必要进一步在大样本的糖尿病患者中进行研究性活检。

参考文献

[1] Caramori ML. Should all patients with diabetes have a kidney biopsy? Nephrol Dial Transplant. 2017;32:3–5.

[2] Fiorentino M, Bolignano D, Tesar V, Pisano A, Biesen WV, Tripepi G, D'Arrigo G, Gesualdo L. Group E-EIW: renal biopsy in patients with diabetes: a pooled meta-analysis of 48 studies. Nephrol Dial Transplant. 2017;32:97–110.

[3] Plantinga LC, Crews DC, Coresh J, Miller ER 3rd, Saran R, Yee J, Hedgeman E, Pavkov M, Eberhardt MS, Williams DE, Powe NR. Prevalence of chronic kidney disease in US adults with undiagnosed diabetes or prediabetes. Clin J Am Soc Nephrol. 2010;5:673–82.

[4] Fioretto P, Caramori ML, Mauer M. The kidney in diabetes: dynamic pathways of injury and repair. The Camillo Golgi Lecture 2007. Diabetologia. 2008;51:1347–55.

[5] Alicic RZ, Rooney MT, Tuttle KR. Diabetic kidney disease: challenges, progress, and possibilities. Clin J Am Soc Nephrol. 2017;12(12):2032–45.

[6] Chan JC, Malik V, Jia W, Kadowaki T, Yajnik CS, Yoon KH, Hu FB. Diabetes in Asia: epidemiology, risk factors, and pathophysiology. JAMA. 2009;301:2129–40.

[7] Mise K, Hoshino J, Ubara Y, Sumida K, Hiramatsu R, Hasegawa E, Yamanouchi M, Hayami N, Suwabe T, Sawa N, Fujii T, Ohashi K, Hara S, Takaichi K. Renal prognosis a long time after renal biopsy on patients with diabetic nephropathy. Nephrol Dial Transplant. 2014;29:109–18.

[8] Lewis EJ, Hunsicker LG, Bain RP, Rohde RD. The effect of angiotensin-converting-enzyme inhibition on diabetic nephropathy. The Collaborative Study Group. N Engl J Med. 1993;329:1456–62.

[9] Brenner BM, Cooper ME, de Zeeuw D, Keane WF, Mitch WE, Parving HH, Remuzzi G, Snapinn SM, Zhang Z, Shahinfar S. Effects of losartan on renal and cardiovascular outcomes in patients with type 2 diabetes and nephropathy. N Engl J Med. 2001;345:861–9.

[10] Wanner C, Inzucchi SE, Lachin JM, Fitchett D, von Eynatten M, Mattheus M, Johansen OE, Woerle HJ, Broedl UC, Zinman B, EMPA-REG OUTCOME Investigators. Empagliflozin and progression of kidney disease in type 2 diabetes. N Engl J Med. 2016;375:323–34.

[11] Mann JFE, Orsted DD, Brown-Frandsen K, Marso SP, Poulter NR, Rasmussen S, Tornoe K, Zinman B, Buse JB, Leader Steering Committee and Investigators. Liraglutide and renal outcomes in type 2 diabetes. N Engl J Med. 2017;377:839–48.

[12] Furuichi K, Shimizu M, Yuzawa Y, Hara A, Toyama T, Kitamura H, Suzuki Y, Sato H, Uesugi N, Ubara Y, Hoshino J, Hisano S, Ueda Y, Nishi S, Yokoyama H, Nishino T, Kohagura K, Ogawa D, Mise K, Shibagaki Y, Kimura K, Haneda M, Makino H, Matsuo S, Wada T, Research Group of Diabetic Nephropathy and Nephrosclerosis tMoH, Labour and Welfare, and the Japan Agency for Medical Research and Development. Nationwide multicenter kidney biopsy study of Japanese patients with hypertensive nephrosclerosis. Clin Exp Nephrol. 2018;22: 629–37.

[13] Zhuo L, Ren W, Li W, Zou G, Lu J. Evaluation of renal biopsies in type 2 diabetic patients with kidney disease: a clinicopathological study of 216 cases. Int Urol Nephrol. 2013;45:173–9.

[14] Nicholas SB. Structural predictors of renal function decline. Clin J Am Soc Nephrol. 2016;11:202–4.

[15] Mise K, Hoshino J, Ueno T, Hazue R, Hasegawa J, Sekine A, Sumida K, Hiramatsu R, Hasegawa E, Yamanouchi M, Hayami N, Suwabe T, Sawa N, Fujii T, Hara S, Ohashi K, Takaichi K, Ubara Y. Prognostic value of tubulointerstitial lesions, urinary N-acetyl-beta-dglucosaminidase, and urinary beta2-microglobulin in patients with type 2 diabetes and biopsy-proven diabetic nephropathy. Clin J Am Soc Nephrol. 2016;11:593–601.

[16] Anders HJ, Huber TB, Isermann B, Schiffer M. CKD in diabetes: diabetic kidney disease versus nondiabetic kidney disease. Nat Rev Nephrol. 2018;14:361–77.

[17] Wang J, Han Q, Zhao L, Zhang J, Wang Y, Wu Y, Wang T, Zhang R, Grung P, Xu H, Liu F. Identification of clinical predictors of diabetic nephropathy and non-diabetic renal disease in Chinese patients with type 2 diabetes, with reference to disease course and outcome. Acta Diabetol. 2019;56:939–46.

[18] Hsieh JT, Chang FP, Yang AH, Tarng DC, Yang CY. Timing of kidney biopsy in type 2 diabetic patients: a stepwise approach. BMC Nephrol. 2020;21:131.

[19] Tan J, Zwi LJ, Collins JF, Marshall MR, Cundy T. Presentation, pathology and prognosis of renal disease in type 2 diabetes. BMJ Open Diabetes Res Care. 2017;5:e000412.

[20] Oh SW, Kim S, Na KY, Chae DW, Kim S, Jin DC, Chin HJ. Clinical implications of pathologic diagnosis and classification for diabetic nephropathy. Diabetes Res Clin Pract. 2012;97:418–24.

[21] Chang TI, Park JT, Kim JK, Kim SJ, Oh HJ, Yoo DE, Han SH, Yoo TH, Kang SW. Renal outcomes in patients with type 2 diabetes with or without coexisting non-diabetic renal disease. Diabetes Res Clin Pract. 2011;92:198–204.

[22] Sharma SG, Bomback AS, Radhakrishnan J, Herlitz LC, Stokes MB, Markowitz GS, D'Agati VD. The modern spectrum of renal biopsy findings in patients with diabetes. Clin J Am Soc Nephrol. 2013;8:1718–24.

[23] Tone A, Shikata K, Matsuda M, Usui H, Okada S, Ogawa D, Wada J, Makino H. Clinical features of non-diabetic renal diseases in patients with type 2 diabetes. Diabetes Res Clin Pract. 2005;69:237–42.

[24] Zhou J, Chen X, Xie Y, Li J, Yamanaka N, Tong X. A differential diagnostic model of diabetic nephropathy and non-diabetic renal diseases. Nephrol Dial Transplant. 2008;23:1940–5.

[25] Chong YB, Keng TC, Tan LP, Ng KP, Kong WY, Wong CM, Cheah PL, Looi LM, Tan SY. Clinical predictors of non-diabetic renal disease and role of renal biopsy in diabetic patients with renal involvement: a single centre review. Ren Fail. 2012;34:323–8.

[26] Fong DS, Aiello L, Gardner TW, King GL, Blankenship G, Cavallerano JD, Ferris FL 3rd, Klein R. Retinopathy in diabetes. Diabetes Care. 2004;27(Suppl 1):S84–7.

[27] Zhang L, Chen B, Tang L. Metabolic memory: mechanisms and implications for diabetic retinopathy. Diabetes Res Clin Pract. 2012;96:286–93.

[28] Shimizu M, Furuichi K, Toyama T, Kitajima S, Hara A, Kitagawa K, Iwata Y, Sakai N, Takamura T, Yoshimura M, Yokoyama H, Kaneko S, Wada T. Long-term outcomes of Japanese type 2 diabetic patients with biopsy-proven diabetic nephropathy. Diabetes Care. 2013;36:3655–62.

[29] Yamanouchi M, Mori M, Hoshino J, Kinowaki K, Fujii T, Ohashi K, Furuichi K, Wada T, Ubara Y. Retinopathy progression and the risk of end-stage kidney disease: results from a longitudinal Japanese cohort of 232 patients with type 2 diabetes and biopsy-proven diabetic kidney disease. BMJ Open Diabetes Res Care. 2019;7:e000726.

[30] Suzuki D, Takano H, Toyoda M, Umezono T, Uehara G, Sakai T, Zhang SY, Mori Y, Yagame M, Endoh M, Sakai H. Evaluation of renal biopsy samples of patients with diabetic nephropathy. Intern Med. 2001;40:1077–84.

[31] Jiang S, Wang Y, Zhang Z, Dai P, Yang Y, Li W. Accuracy of hematuria for predicting non-diabetic renal disease in patients with diabetes and kidney disease: a systematic review and meta-analysis. Diabetes Res Clin Pract. 2018;143:288–300.

[32] Bi H, Chen N, Ling G, Yuan S, Huang G, Liu R. Nondiabetic renal disease in type 2 diabetic patients: a review of our experience in 220 cases. Ren Fail. 2011;33:26–30.

[33] Mise K, Hoshino J, Ueno T, Hazue R, Sumida K, Hiramatsu R, Hasegawa E, Yamanouchi M, Hayami N, Suwabe T, Sawa N, Fujii T, Hara S, Ohashi K, Takaichi K, Ubara Y. Clinical and pathological predictors of estimated GFR decline in patients with type 2 diabetes and overt proteinuric diabetic nephropathy. Diabetes Metab Res Rev. 2015;31:572–81.

[34] Mise K, Hoshino J, Ueno T, Sumida K, Hiramatsu R, Hasegawa E, Yamanouchi M, Hayami N, Suwabe T, Sawa N, Fujii T, Hara S, Ohashi K, Takaichi K, Ubara Y. Clinical implications of linear immunofluorescent staining for immunoglobulin G in patients with diabetic nephropathy. Diabetes Res Clin Pract. 2014;106:522–30.

糖尿病肾病的实验动物模型

Experimental Animal Models of Diabetic Kidney Disease

Shinya Nagasaka   Akira Shimizu   著

王思扬   译

第 13 章

一、糖尿病肾病的病理损害

糖尿病肾脏疾病（DKD）的临床特征是出现微量蛋白尿，随后发展为大量蛋白尿、肾病综合征和肾功能的进行性下降[1, 2]。糖尿病肾病的特征性组织学病变包括肾小球肥大、电子显微镜下肾小球基底膜增厚且无免疫沉积、系膜基质扩张和硬化（弥漫性糖尿病肾小球硬化）伴有或不伴有结节性肾小球硬化（Kimmelstiel–Wilson 结节）的形成，渗出性病变（已知的如纤维蛋白帽、囊滴、入球和出球小动脉透明样变），以及小管间质病变即 Armanni–Ebstein 病变和管旁基底膜渗出性病变[2, 3]。

2010 年，肾脏病理学会（Renal Pathology Society）报道了 1 型和 2 型糖尿病中 DN 的病理分类[4]。分为 4 级：Ⅰ级为 GBM 增厚和光镜下非特异性改变；Ⅱ级为轻度（Ⅱa）或重度（Ⅱb）系膜扩张（弥漫性病变）；Ⅲ级至少一个肾小球结节性硬化（Kimmelstiel-Wilson 结节）；Ⅳ级为晚期糖尿病肾小球硬化症，50% 以上的肾小球出现全球肾小球硬化。

在日本已经建立了 DN 病理诊断标准化和病理结果定义的病理评估要素[5]。日本 DN 病理分类是对肾小球病变进行评分，如弥漫性病变（系膜扩张）、结节性病变（结节硬化）、内皮下间隙增宽（GBM 双侧）、渗出性病变、系膜溶解/微动脉瘤、周围新生血管（极性血管增生）、全球肾小球硬化/塌陷或缺血性肾小球疾病、节段性肾小球硬化、肾小球肥大、间质病变（包括间质纤维化和肾小管萎缩）、间质炎症和血管病变（如小动脉透明质增生和内膜增厚）。

DKD 患者中，在伴有蛋白尿、蛋白尿和肾病综合征的 DN 进展过程中也观察到足细胞丢失或功能障碍，并且可以在尿液中找到从 GBM 分离脱落的足细胞[6-8]。足细胞损伤可能与足细胞内 NADPH 氧化酶产生活性氧（reactive oxygen species，ROS）有关[6, 9]。

在肾小管间质病变中，DN 患者会出现肾小管肥大、肾小管基底膜增厚、肾小管萎缩、炎性细胞浸

润和间质纤维化 [6, 10, 11]。此外，Armanni-Ebstein 病变和管旁基底膜浸润性病变是 DN 的特征性组织学表现。

由于入球和出球小动脉的透明样变，肾脏中的动脉和小动脉也会受到糖尿病的影响，血管功能障碍，包括血管通透性增强和活性氧生成，会导致 DN 中肾脏和血管疾病 [6, 12]。

这些肾小球、肾小管间质和血管病变在 DKD 的进展及肾功能下降中共同发挥重要作用。因此，DN 的动物模型应反映这些肾小球、肾小管间质和血管的病理特征。

二、DKD 的动物模型

对于许多疾病，动物模型已经成为研究发病机制和开发新疗法的有用工具。在对人类 DKD 的研究中，有许多自发性和获得性 [如链脲佐菌素（STZ）注射] 的 DM 模型 [13–16]。利用 DKD 动物模型，我们可以了解 DN 的发病机制和发展的时间、过程。然而，目前还没有一种啮齿动物模型能够完全出现人类 DKD 的所有临床和病理特征。对于 1 型和 2 型糖尿病的研究，每种啮齿动物糖尿病模型都有其自身的局限性。因此，每项实验研究都应根据研究的目的选择合适的糖尿病模型。

（一）1 型 DM 模型

1. 注射 STZ 的啮齿动物模型

STZ 诱导的啮齿动物模型是 1 型糖尿病研究中应用最广泛的实验模型。STZ 对胰腺 β 细胞有毒性，导致胰岛素完全缺乏。然而，当用高剂量（150～200mg/kg）给药时，STZ 也可能损伤包括肾脏在内的其他器官 [17]。因此，要尽量减少 STZ 对胰岛 β 细胞以外器官的非特异性毒性。为此，在啮齿类动物中诱导糖尿病需要多次低剂量注射 STZ [18]。

2. STZ 注射大鼠模型

与小鼠相比，大鼠对 STZ 诱导的糖尿病更易感，并且在许多特征方面，如遗传学和病理生理学，大鼠与人类疾病更相似 [19]。最近，技术的发展已经能够在大鼠体内操纵目的基因（如敲除和转基因大鼠）[20]。然而，在大鼠中实现小鼠基因操作技术需要几年时间，还需包括建立转基因啮齿动物的额外成本。虽然在注射 STZ 的大鼠模型中很难诱导基因修饰，但由于其容易诱发高血糖，因此在 DKD 研究中被广泛使用。

DM 通常由体重为 170～250g 雄性 Sprague Dawley（SD）或 Wistar Kyoto（WKY）大鼠通过单次静脉注射 STZ（40～70mg/kg）建立 [1, 21, 22]。注射 STZ1 周后，应对大鼠进行血糖检测。空腹血糖超过 15mmol/L（280mg/dl）大鼠（约为 90%）通常在 2～3 周内发展为 1 型糖尿病。与对照组大鼠相比，STZ 诱导的糖尿病大鼠出现肾小球系膜基质增加，Ⅳ型胶原积聚 [2]。然而，在人 DN 中观察到的一些特征性病理学发现，如肾小球渗出性病变和结节性病变或肾小管间质病变，在大鼠中并未发生。STZ 注射大鼠模型有助于评估 DN 的早期形态和生理变化。

3. STZ 注射小鼠模型

小鼠的繁殖和饲养成本相对较低，而且修饰它们的基因组相对容易。因此，小鼠是基础和临床前研究中最常用的物种。C57BL/6 小鼠是最常用的品系，可以进行许多遗传修饰[19]。STZ 诱导的糖尿病小鼠模型广泛用于基础和临床前研究，如糖尿病并发症的研究。糖尿病并发症动物模型联盟（Animal Models of Diabetic Complications Consortium，AMDCC）提出的方法是连续 5 天每天腹腔注射 STZ（40～50mg/kg）[2]。在疾病的晚期，STZ 诱导的糖尿病小鼠可能表现出明显的体重减轻，这可能是由于胰岛素缺乏、严重的高血糖及与渗透性利尿相关的容量消耗所致。然而，C57BL/6 小鼠较难模拟中度蛋白尿相关的 DN 进展[23]。在 STZ 诱导的 C57BL/6 小鼠糖尿病模型后期可观察到一些肾脏病理损伤，包括肾小球肥大、肾小球基底膜增厚和系膜基质轻度扩张[23, 24]。可用来阐明 DN 早期特征的常用模型。与其他品系相比，STZ 诱导糖尿病的 C57BL/6 小鼠通常比其他品系更不易受到肾损伤[13, 23, 24]，而且可能需要通过回交到更易出现损伤的品系，如 FVB 和 DBA/2 小鼠。

4. STZ-DBA/2 小鼠

与 C57BL/6 小鼠相比，STZ 诱导的 DBA/2 糖尿病小鼠在诱导 5 周后出现蛋白尿，25 周后出现更明显的蛋白尿[23]。它还可表现出人 DN 的病理特征，如 GBM 增厚、严重的系膜区扩张、结节性肾小球硬化和糖尿病后期的小动脉透明样变[23]。此外，尽管未观察到明显的肾小管间质纤维化，但也观察到一些包括肾小管增大和肾小管萎缩在内的肾小管损伤[24]。与 C57BL/6 小鼠相比，DBA/2 小鼠对 STZ 诱导的 DN 肾损伤高度敏感，可作为 1 型糖尿病的 DN 模型[2]。

5. STZ-eNOS-KO 小鼠

在糖尿病患者中可观察到 eNOS 功能缺陷[25]，与血管一氧化氮（NO）生成受损有关。位于人类 7 号染色体上的 eNOS 基因多态性与糖尿病血管病变相关[26-30]。在糖尿病模型中，eNOS 敲除（eNOS-KO）小鼠表现出与人类 DKD 相似的重要致病机制即内皮功能障碍和高血压[25]。与 STZ 诱导的 DM-WT 小鼠相比，糖尿病 eNOS-KO 小鼠表现出许多人类 DN 典型的生理学和病理学表现，如肾小球滤过率降低、伴有早期大量蛋白尿、肾小球基底膜增厚、系膜扩张、系膜溶解、肾小球 Kimmelstiel-Wilson 结节和小动脉透明样变[31, 32]。重要的是，即使在 DN 抵抗的 C57BL6 品系，eNOS-KO 小鼠也观察到这些特征[31, 32]。在 1 型糖尿病的小鼠模型中，注射 STZ 诱导的 C57BL/6 eNOS-KO 小鼠对于研究晚期糖尿病肾病的特征最常用[33]，该模型通过与其他已经建立或将要建立的敲除 / 转基因小鼠结合，可以研究进展期 DKD 的基因、分子和致病机制。

6. Akita（Ins2+/C96Y）小鼠

Akita 小鼠是最早描述为自发性 1 型糖尿病的小鼠模型之一[34-36]。Akita 小鼠胰岛素 2 号基因(Ins2+/

C96Y）中存在单核苷酸替换，源于 C57BL/6 小鼠群体中的自发突变。该突变导致胰岛素蛋白的异常折叠、内质网应激、分泌途径的非特异性功能障碍及胰腺 β 细胞的毒性损伤，导致 1 型糖尿病的发生 [2, 35, 37]。Akita 小鼠表现出严重的不可逆的高血糖和低胰岛素血症，这是该模型的主要特征 [9, 38]。该小鼠可从 Jackson 实验室购买。C57BL/6 背景的雄性小鼠的高血糖症比雌性小鼠严重得多。C57BL/6 品系的 AkitaDM 小鼠可出现人类 DN 中观察到的一些结构变化，如 GBM 增厚、系膜基质增加、系膜溶解、结节性系膜硬化和足细胞丢失 [9, 39]。此外，这些小鼠不仅具有 DN 相似的病理生理学特征，还出现氧化应激、炎症和过早衰老，这些在 DN 的发生和发展中起重要作用 [40-46]。值得注意的是，具有 C57BL/6 背景的 Akita 小鼠在 20 周龄时出现明显的系膜区弥漫性颗粒样 IgA 沉积 [38]。与对照组相比，雄性 Akita DM 小鼠在 30 周龄后出现血清 IgA 升高和肾功能下降 [2]。关于 IgA 系膜沉积的意义尚不明确 [47]，但具有 C57BL/6 背景的 AkitaIns2+/C96Y 小鼠是 1 型糖尿病的独特 DKD 小鼠模型。

7. OVE26 小鼠

OVE26 小鼠是另一种转基因糖尿病小鼠模型，可表现出慢性高血糖的人类 DN 的大部分形态学特征 [48-51]。FVB 背景的 OVE26 小鼠中胰腺 β 细胞钙调蛋白表达过度，导致出生后第 1 周内胰岛素分泌不足，并导致 1 型糖尿病的发生，由于内质网氧化应激引起胰腺 β 细胞凋亡 [52, 53]。然而，在杂合子 OVE26 小鼠中，胰腺 β 细胞略有保留，这些小鼠在没有胰岛素治疗的情况下可以存活 1 年以上 [54-57]。因为 OVE26 小鼠的寿命较长（>450 天）所以非常适合评估长期 DKD[54]。OVE26 小鼠可表现出与人类 DN 相似的组织学变化，如 6 月龄时肾小球肥大、肾小球基底膜增厚、系膜基质增加和弥漫性扩张 [49]，7 月龄出现结节性病变 [48, 51, 58]。出现中度间质纤维化需要 5～8 个月，而 GFR 下降 20% 要到 9 月龄时才能观察到 [48]。当将转基因引入 C57BL/6 或 DBA/2 小鼠品系时，蛋白尿、系膜基质增加和间质纤维化都会减轻 [54]。这些小鼠肾脏可出现氧化应激和炎症，这与 DKD 的发病机制和进展有关 [46]。总之，OVE26 DM 小鼠因为具有人类 DKD 的许多特征而具有重要价值 [48, 49, 59, 60]，同时也可用于 DKD 治疗的实验。

（二）2 型糖尿病模型

1. ob/ob（BTBR）小鼠

最近报道了一个有趣但相对少见的小鼠品系 BTBR，可能是 DKD 模型的潜在有用品系 [16, 61, 62]。BTBR 品系小鼠具有天然的胰岛素抵抗特点，当 ob/ob 瘦素缺陷突变引入该品系时，小鼠从幼年起就表现出持续的高血糖，并出现与人类 2 型糖尿病中 DN 非常相似的病理特征 [33, 61-63]。在 ob/ob（BTBR）小鼠中，可在 8 周龄时检测到足细胞丢失和蛋白尿，可在 10 周龄时出现系膜扩张 [61]，在 18 周龄时出现蛋白尿增加、GBM 增厚、广泛的系膜基质扩张、系膜溶解和硬化、局灶性结节性肾小球硬化、肾小球中持续的足细胞丢失伴有轻度间质纤维化和小动脉透明样变 [33, 61, 62, 64]。ob/ob（BTBR）小鼠模型的优势是可通过持续输注瘦素来逆转其生理和病理表现 [65]。该小鼠的死亡率在 24 周龄后随月龄增加而增加，因此很难将其用作长期 DKD 模型。与其他瘦素缺乏小鼠类似，ob/ob（BTBR）小鼠生育能力差，难以为病理学研究准备足够的数量。虽然 ob/ob（BTBR）小鼠在 DKD 研究中存在这些局限性，但与其他 DKD 模型动物相比，这些小鼠作为人类 DKD 模型的优势在于 DKD 的发展相对较快，并且功能和病理变化具有可逆性。

2. db/db 小鼠

缺乏瘦素受体的 db/db 小鼠模型是目前研究 2 型糖尿病患者 DN 病理学最广泛使用的小鼠模型 [2, 13, 66]。瘦素受体基因（LepRdb/db）中编码 db 基因含有点突变（G 到 T），导致脂肪细胞源性激素瘦素的异常剪接和信号缺陷 [13, 67-69]。具有 C57BLKS 背景的 LepRdb/db 突变最初于 1966 年在 Jackson 实验室一只肥胖小鼠 [69] 中发现，并被修饰成与 DBA/2 品系共享部分遗传背景 [70]。db/db 小鼠下丘脑缺乏瘦素信号，导致贪食症、肥胖、高脂血症、高胰岛素血症、胰岛素抵抗和 2 型糖尿病。雄性 db/db 小鼠比雌性小鼠可表现出更严重的糖尿病。在 10 天时表现出高胰岛素血症，血糖水平随着年龄的增长而升高 [71]。在 db/db 小鼠中可观察到 DN 的病理特征，如 20—24 周龄时 GBM 增厚增加 [72-74]，足细胞丢失 [9, 13, 75-77]，弥漫性系膜扩张 [78-81]，Ⅳ型胶原、纤维连接蛋白和层粘连蛋白增加 [75, 82-85]，并进展 18～20 个月。C57BLKS 背景的 db/db 小鼠是与人类 DN 早期病理变化相关的良好模型。

3. db/db eNOS 敲除小鼠

与 db/db 小鼠在 DKD 中表现轻微相反，具有 C57BLKS 背景的 db/db eNOS 敲除小鼠由于缺乏 eNOS 和瘦素受体基因，在 2 型糖尿病中可发展成更严重的 DKD[86, 87]。在 6—8 周龄时开始检测到高血糖，16—20 周龄时出现严重的肾功能不全和肾损伤，伴有明显的白蛋白血症。在 db/db eNOS-KO 小鼠中，肾小球出现广泛的系膜基质扩张、肾小球基底膜增厚、系膜溶解、局灶性节段性和早期结节性肾小球硬化伴随肾小管间质病变和小动脉透明样变 [86-88]（图 13-1）。此外，与 db/db eNOS 野生型小鼠相比，db/db eNOS 敲除小鼠在 26 周龄时 GFR 降低 50%，血清肌酐水平升高 [87]。与其他自发性糖尿病小鼠模型类似，db/db eNOS 敲除小鼠由于其联合突变而难以繁殖。

4. KK-Ay 小鼠

KK/Ta 小鼠是一种 2 型糖尿病 DKD 模型，于 1957 年从日本本土小鼠发展而来。然而，这种小鼠的病变相对较弱 [89]。1969 年，通过将黄色肥胖基因（Ay 等位基因）转移到 KK/Ta 小鼠中，建立了 KK-Ay 小鼠 [2, 89]。KK-Ay 小鼠在 16 周龄时表现出肥胖、高血糖和蛋白尿 [90]。这些小鼠被广泛用作 2 型糖尿病的实验模型 [2, 89-91]。16 周龄时，KK-Ay 小鼠出现肾脏形态学改变，包括弥漫性和中、重度系膜基质扩张及结节性肾小球硬化 [90, 91]。在 KK-Ay 小鼠中也观察到与肾小球病变进展相关的足细胞减少 [89]。此外，在 KK-Ay 小鼠的肾脏中也观察到与人类 DKD 一致的氧化应激和炎症 [90, 92]。

5. ZDF 大鼠

Zucker 糖尿病肥胖大鼠（Zucker diabetic fatty，ZDF）源自雄性 Zucker 肥胖大鼠，其瘦素受体基因

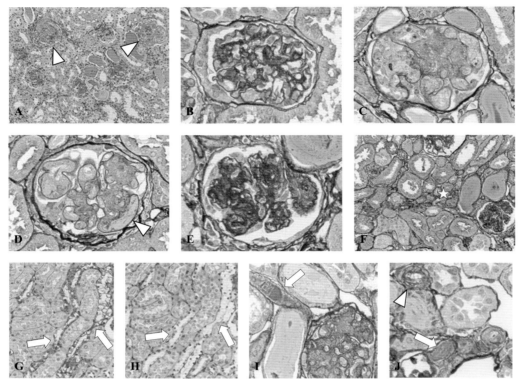

▲ 图 13-1 **24 周龄时 db/db eNOS-KO 小鼠模型中糖尿病肾病的光镜观察结果**

A. 在 db/db eNOS-KO 小鼠的糖尿病肾病中，肾小球表现出多种肾小球病变并伴有肾小球肥大（箭头），肾小管扩张伴有蛋白管型（PAS 染色，200×）；B. 肾小球显示弥漫性系膜扩张，系膜基质积聚，提示糖尿病肾病的弥漫性病变（PAM 染色，600×）；C. 肾小球显示不规则的毛细血管腔扩张，系膜区消失，提示糖尿病肾病的弥漫性和早期系膜溶解（PAM 染色，600×）；D. 肾小球显示系膜溶解区细胞外基质积聚，即纤维蛋白（透明）帽（箭）的渗出性病变（PAM 染色，600×）；E. 多发结节性肾小球硬化，即 Kimmelstiel-Wilson 结节，见于肾小球（PAM 染色，600×）；F. 在肾小球间质中，肾小管扩张伴蛋白管型，肾小管萎缩（星）伴间质纤维化，还可见弥漫性和（或）结节性肾小球硬化（PAM 染色，300×）；G 和 H. PAS 染色（G）和 PAS 淀粉酶染色（H）的连续切片显示肾小管上皮细胞胞质内空泡化和 PAS 阳性糖原积累，即肾小管中的 Armanni-Ebstein 损伤（箭）（400×）；I 和 J. 小动脉中出现小动脉透明样本（I 和 J 中的箭）和动脉内膜增厚（J 中的箭头）（PAM 染色，600×）

中存在纯合的错义突变（fatty，fa），并在无糖尿病的情况下发展为肥胖症[2, 93-95]。ZDF 大鼠在 3—8 周龄时出现进行性胰岛素抵抗和葡萄糖不耐受，随后出现糖尿病[2]。ZDF 大鼠被广泛用作 2 型糖尿病的模型。蛋白尿随着年龄的增长而逐渐增加[96, 97]，在 22—39 周龄的 ZDF 大鼠肾脏中观察到的病理变化包括弥漫性系膜基质扩张、肾小管间质纤维化和肾小管萎缩[98]。然而，这些大鼠没有表现出人类晚期 DN 的系膜溶解或结节性肾小球硬化。

6. OLETF 大鼠

Otsuka Long Evans-Tokushima 肥胖大鼠（Otsuka Long-Evans Tokushima Fatty，OLETF）是一种自发的 2 型糖尿病模型[2, 99]。这些大鼠表现出许多人类 2 型糖尿病 DKD 的病理生理学和形态学特征。在雄性 OLETF 大鼠中，从 8 周龄和 18 周龄开始糖耐量受损及血糖水平升高，在 25 周龄时发生糖尿病，并出现疾病的早期表现，如高血糖和高胰岛素血症[100]。此后，由于胰腺 β 细胞的降解，在 40 周龄时出现低胰岛素血症[2, 101]。从 10 周龄开始，雄性 OLETF 大鼠表现出较高水平的蛋白尿，在 36 周龄时逐渐增加至约 200mg/d[102]。40 周龄时，可观察到肾小球基底膜增厚、中度系膜基质扩张和结节性肾小球硬化，伴有肾小管间质病变，如炎性细胞浸润和纤维化[99]。因此，雄性 OLETF 大鼠是一种研究 2 型糖尿病晚期 DN 中肾小球和肾小管间质损伤的较好动物模型。

7. Goto-Kakizaki 大鼠

Goto Kakizaki（GK）大鼠是一种无肥胖的 2 型糖尿病自发模型，最初由葡萄糖不耐受的 Wistar 大鼠重复近交建立[103]。由于胰岛素分泌受损而非胰岛素耐受，GK 大鼠在 2 周龄就表现出葡萄糖不耐受，随后发展为 2 型糖尿病，12 周龄时血糖和胰岛素水平升高[2, 93, 104, 105]。已经报道的肾脏组织学改变包括肾小球肥大、GBM 增厚、轻度至中度系膜基质扩张、氧化应激和炎症[2, 106-108]。然而，GK 大鼠对 DM 的肾损伤相对抵抗[105]，并且不会出现严重的 DN 肾损伤，如大量蛋白尿和肾功能不全，以及肾脏显著的病理改变，如系膜基质扩张、结节硬化、肾小球硬化和肾小管间质纤维化[2, 109]。

8. WBN/Kob-Leprfa 大鼠

雄性 WBN/Kob 大鼠是另一种自发性糖尿病模型，通常在 3 个月大时出现慢性胰腺炎，随后在 9 个月大时出现糖尿病（以高血糖、低胰岛素血症和糖尿为特征）[110, 111]。WBN/Kob Leprfa 大鼠被引入瘦素受体肥胖基因突变（leptin receptor fatty，Leprfa），导致 WBN/Kob 大鼠瘦素受体缺乏。纯合子动物（fa/fa）通常不仅在 7—9 周龄时出现胰腺炎，3—4 月龄还出现肥胖、胰岛素抵抗和高胰岛素血症，导致 2 型糖尿病。已经报道的 WBN/Kob-Leprfa 大鼠肾脏病理特征包括肾小球中的适度系膜基质扩张、称为 Armanni-Ebstein 损伤的糖原小管、带有蛋白管型的小管扩张及肾皮质的炎性细胞浸润[112]。因为会发展为盐敏感性高血压和非胰岛素依赖型糖尿病，WBN/Kob-Leprfa 大鼠是一种有用的人类 2 型糖尿病模型。然而，肾脏的病理特征尚未完全阐明，需要进一步分析。

三、结论

尽管为了建立更接近人类 1 型和 2 型糖尿病 DN 的病理生理和形态学特征的 DKD 啮齿类动物模型已经做出了许多努力，但理想的模型仍未实现。目前可用的糖尿病模型可出现包括蛋白尿、蛋白尿和肾功能不全的生理学表现，以及 DN 的特征性肾脏病理病变，如 GBM 增厚、弥漫性肾小球病变、结节性肾小球病变、肾小管间质病变和小动脉透明样变。因此，这些啮齿动物模型有助于了解 DN 的病理生理学特征和发病机制。当使用这些啮齿动物模型时，需要意识到，它们并不能复制人类 DKD 所有的形态异常。此外，在使用动物模型评估 DKD 时，还要考虑遗传背景和繁殖困难与否。因此，了解每种啮齿动物模型的局限性和特点非常重要，研究人员需要根据研究对象选择合适的动物模型（表 13-1）。

表 13-1　糖尿病肾病啮齿动物模型

分　类	模　型	病理特点	注意事项	参考文献
1型糖尿病	STZ- 注射大鼠（SD 大鼠或 WKY 大鼠）	• 系膜基质增多 • Ⅳ型胶原的积聚	• 系膜基质积聚较少 • 无结节肾小球硬化 • 小管间质纤维化较少	[1, 2, 21, 22]
	STZ-C57BL/6 小鼠	• 肾小球肥大 • GBM 增厚 • 系膜区轻度扩张 • 肾小管萎缩和扩张	• 对 DKD 的进展具有相对抵抗作用	[23, 24]
	STZ-DBA/2 小鼠	• GBM 增厚 • 严重系膜基质扩张 • 结节性肾小球硬化 • 肾小管萎缩和扩张 • 小动脉透明样变	• 对 STZ 诱导的肾损伤高度敏感 • 无明显的肾小管间质纤维化	[23, 24]
	STZ-eNOS 敲除小鼠（C57BL/6 背景）	• GBM 增厚 • 系膜基质扩张 • 系膜溶解 • 结节性肾小球硬化 • 小动脉透明样变	• 肾小管间质纤维化较弱	[25, 31, 32]
	Akita（Ins2+/C96Y）小鼠	• GBM 增厚 • 系膜基质增多 • 系膜溶解 • 结节性肾小球硬化 • 足细胞丢失 • 肾小管间质纤维化	• 不可逆性高血糖和低胰岛素血症 • 系膜 IgA 颗粒样沉积	[9, 38–46]
	OVE26 小鼠	• 肾小球增大 • GBM 增厚 • 系膜基质扩张 • 结节性肾小球硬化 • 足细胞丢失 • 肾小管间质纤维化 • 小动脉透明样变	• 寿命长（＞450 天） • 生存能力低	[48–51, 54, 58]
2型糖尿病	ob/ob（BTBR）小鼠	• GBM 增厚 • 系膜基质扩张 • 系膜溶解和硬化 • 结节性肾小球硬化（局灶性） • 足细胞丢失 • 小动脉透明样变	• 轻度间质纤维化 • 形态变化可逆 • 中等水平的蛋白尿 • 血清肌酐未发生明显变化 • 24 周龄后死亡率高 • 生育能力差	[33, 61–65]
	db/db 小鼠	• GBM 增厚 • 弥漫性系膜扩张 • 足细胞丢失	• 瘦素受体基因点突变（G 到 T） • C57BLKS 背景 • 蛋白尿无明显增加	[2, 13, 66–69, 72–81]

（续表）

分　类	模　型	病理特点	注意事项	参考文献
2型糖尿病	db/db eNOS 敲除小鼠	• GBM 增厚 • 系膜基质扩张 • 系膜溶解 • 结节性肾小球硬化（局灶性） • 小动脉透明样变 • 肾小管间质病变	• GFR 降低 • 繁育困难	[86–88]
	KK-Ay 小鼠	• 弥漫性系膜基质扩张 • 节段性硬化 • 结节性肾小球硬化 • 足细胞丢失	• 氧化应激 • 炎症 • 无肾小管间质纤维化	[89–92]
	ZDF 大鼠	• 系膜基质扩张 • 肾小管间质纤维化	• 无结节肾小球硬化 • 无系膜溶解 • 胰岛素抵抗与糖耐量 • 无动脉粥样硬化	[96–98]
	OLETF 大鼠	• GBM 增厚 • 系膜基质扩张 • 结节性肾小球硬化 • 肾小管间质纤维化	• GFR 升高较晚 • 低胰岛素血症	[2, 99–102]
	Goto-Kakizaki（GK 大鼠）	• 肾小球肥大 • GBM 增厚 • 系膜基质扩张（轻度） • 动脉内膜增厚	• 无结节性肾小球硬化 • 无肾小管间质纤维化 • 无动脉粥样硬化 • 蛋白尿较弱 • 无肾功能不全	[2, 105–109]
	WBN/Kob-Lepr^{fa} 大鼠	• 肾脏病理研究有限 • 系膜基质扩张 • Armanni–Ebstein 病变	• 胰岛素抵抗 • 高胰岛素血症 • 胰腺炎 • 盐敏感高血压	[110, 112]

STZ. 链脲佐菌素；GBM. 肾小球基底膜；eNOS. 内皮型一氧化氮合酶；GFR. 肾小球滤过率

参考文献

[1] Tesch GH, Allen TJ. Rodent models of streptozotocin-induced diabetic nephropathy. Nephrology (Carlton). 2007;12(3):261–6. https://doi.org/10.1111/j.1440-1797.2007.00796.x.

[2] Kitada M, Ogura Y, Koya D. Rodent models of diabetic nephropathy: their utility and limitations. Int J Nephrol Renovasc Dis. 2016;9:279–90. https://doi.org/10.2147/IJNRD.S103784.

[3] Mise K, Yamaguchi Y, Hoshino J, Ueno T, Sekine A, Sumida K, et al. Paratubular basement membrane insudative lesions predict renal prognosis in patients with type 2 diabetes and biopsy-proven diabetic nephropathy. PLoS One. 2017;12(8):e0183190. https://doi.org/10.1371/journal.pone.0183190.

[4] Tervaert TW, Mooyaart AL, Amann K, Cohen AH, Cook HT, Drachenberg CB, et al. Pathologic classification of diabetic nephropathy. J Am Soc Nephrol. 2010;21(4):556–63. https://doi.org/10.1681/ASN.2010010010.

[5] Furuichi K, Yuzawa Y, Shimizu M, Hara A, Toyama T,

Kitamura H, et al. Nationwide multicentre kidney biopsy study of Japanese patients with type 2 diabetes. Nephrol Dial Transplant. 2018;33(1):138–48. https://doi.org/10.1093/ndt/gfw417.

[6] Pourghasem M, Shafi H, Babazadeh Z. Histological changes of kidney in diabetic nephropathy. Caspian J Intern Med. 2015;6(3):120–7.

[7] Schiffer M, Bitzer M, Roberts IS, Kopp JB, ten Dijke P, Mundel P, et al. Apoptosis in podocytes induced by TGF-beta and Smad7. J Clin Invest. 2001;108(6):807–16. https://doi.org/10.1172/JCI12367.

[8] Nakamura T, Ushiyama C, Suzuki S, Hara M, Shimada N, Ebihara I, et al. Urinary excretion of podocytes in patients with diabetic nephropathy. Nephrol Dial Transplant. 2000;15(9):1379–83.

[9] Susztak K, Raff AC, Schiffer M, Bottinger EP. Glucose-induced reactive oxygen species cause apoptosis of podocytes and podocyte depletion at the onset of diabetic nephropathy. Diabetes. 2006;55(1):225–33.

[10] An Y, Xu F, Le W, Ge Y, Zhou M, Chen H, et al. Renal histologic changes and the outcome in patients with diabetic nephropathy. Nephrol Dial Transplant. 2015;30(2):257–66. https://doi. org/10.1093/ndt/gfu250.

[11] Najafian B, Alpers CE, Fogo AB. Pathology of human diabetic nephropathy. Contrib Nephrol. 2011;170:36–47. https://doi.org/10.1159/000324942.

[12] Deen WM, Lazzara MJ, Myers BD. Structural determinants of glomerular permeability. Am J Physiol Renal Physiol. 2001;281(4):F579–96. https://doi.org/10.1152/ajprenal.2001.281.4.F579.

[13] Breyer MD, Bottinger E, Brosius FC 3rd, Coffman TM, Harris RC, Heilig CW, et al. Mouse models of diabetic nephropathy. J Am Soc Nephrol. 2005;16(1):27–45. https://doi. org/10.1681/ASN.2004080648.

[14] Breyer MD, Qi Z, Tchekneva EE, Harris RC. Insight into the genetics of diabetic nephropathy through the study of mice. Curr Opin Nephrol Hypertens. 2008;17(1):82–6. https://doi.org/10.1097/MNH.0b013e3282f49cc9.

[15] Brosius FC 3rd, Alpers CE, Bottinger EP, Breyer MD, Coffman TM, Gurley SB, et al. Mouse models of diabetic nephropathy. J Am Soc Nephrol. 2009;20(12):2503–12. https://doi.org/10.1681/ASN.2009070721.

[16] Azushima K, Gurley SB, Coffman TM. Modelling diabetic nephropathy in mice. Nat Rev Nephrol. 2018;14(1):48–56. https://doi.org/10.1038/nrneph.2017.142.

[17] Bolzan AD, Bianchi MS. Genotoxicity of streptozotocin. Mutat Res. 2002;512(2–3):121–34.

[18] Like AA, Appel MC, Williams RM, Rossini AA. Streptozotocin-induced pancreatic insulitis in mice. Morphologic and physiologic studies. Lab Invest. 1978;38(4):470–86.

[19] Betz B, Conway BR. An update on the use of animal models in diabetic nephropathy research. Curr DiabRep. 2016;16(2):18. https://doi.org/10.1007/s11892-015-0706-2.

[20] Geurts AM, Cost GJ, Freyvert Y, Zeitler B, Miller JC, Choi VM, et al. Knockout rats via embryo microinjection of zinc-finger nucleases. Science. 2009;325(5939):433. https://doi.org/10.1126/science.1172447.

[21] Kitada M, Koya D, Sugimoto T, Isono M, Araki S, Kashiwagi A, et al. Translocation of glomerular p47phox and p67phox by protein kinase C-beta activation is required

for oxidative stress in diabetic nephropathy. Diabetes. 2003;52(10):2603–14.

[22] Brondum E, Nilsson H, Aalkjaer C. Functional abnormalities in isolated arteries from Goto-Kakizaki and streptozotocin-treated diabetic rat models. Horm Metab Res. 2005;37(Suppl 1):56–60. https://doi.org/10.1055/s-2005-861370.

[23] Qi Z, Fujita H, Jin J, Davis LS, Wang Y, Fogo AB, et al. Characterization of susceptibility of inbred mouse strains to diabetic nephropathy. Diabetes. 2005;54(9):2628–37.

[24] Sugimoto H, Grahovac G, Zeisberg M, Kalluri R. Renal fibrosis and glomerulosclerosis in a new mouse model of diabetic nephropathy and its regression by bone morphogenic protein-7 and advanced glycation end product inhibitors. Diabetes. 2007;56(7):1825–33. https://doi.org/10.2337/db06-1226.

[25] Nakayama T, Sato W, Kosugi T, Zhang L, Campbell-Thompson M, Yoshimura A, et al. Endothelial injury due to eNOS deficiency accelerates the progression of chronic renal disease in the mouse. Am J Physiol Renal Physiol. 2009;296(2):F317–27. https://doi.org/10.1152/ajprenal.90450.2008.

[26] Nakayama T, Soma M, Takahashi Y, Izumi Y, Kanmatsuse K, Esumi M. Association analysis of CA repeat polymorphism of the endothelial nitric oxide synthase gene with essential hypertension in Japanese. Clin Genet. 1997;51(1):26–30.

[27] Arngrimsson R, Hayward C, Nadaud S, Baldursdottir A, Walker JJ, Liston WA, et al. Evidence for a familial pregnancy-induced hypertension locus in the eNOS-gene region. Am J Hum Genet. 1997;61(2):354–62. https://doi.org/10.1086/514843.

[28] Yokoyama K, Tsukada T, Matsuoka H, Hara S, Yamada A, Kawaguchi Y. High accumulation of endothelial nitric oxide synthase (ecNOS): a gene polymorphism in patients with end-stage renal disease. Nephron. 1998;79(3):360–1. https://doi.org/10.1159/000045069.

[29] Yoshimura M, Yasue H, Nakayama M, Shimasaki Y, Sumida H, Sugiyama S, et al. A missense Glu298Asp variant in the endothelial nitric oxide synthase gene is associated with coronary spasm in the Japanese. Hum Genet. 1998;103(1):65–9.

[30] Miyamoto Y, Saito Y, Kajiyama N, Yoshimura M, Shimasaki Y, Nakayama M, et al. Endothelial nitric oxide synthase gene is positively associated with essential hypertension. Hypertension. 1998;32(1):3–8.

[31] Nakagawa T, Sato W, Glushakova O, Heinig M, Clarke T, Campbell-Thompson M, et al. Diabetic endothelial nitric oxide synthase knockout mice develop advanced diabetic nephropathy. J Am Soc Nephrol. 2007;18(2):539–50. https://doi.org/10.1681/ASN.2006050459.

[32] Kanetsuna Y, Takahashi K, Nagata M, Gannon MA, Breyer MD, Harris RC, et al. Deficiency of endothelial nitric-oxide synthase confers susceptibility to diabetic nephropathy in nephropathy-resistant inbred mice. Am J Pathol. 2007;170(5):1473–84. https://doi.org/10.2353/ajpath.2007.060481.

[33] Yu L, Su Y, Paueksakon P, Cheng H, Chen X, Wang H, et al. Integrin alpha1/Akita double-knockout mice on a Balb/c background develop advanced features of human diabetic nephropathy. Kidney Int. 2012;81(11):1086–97. https://doi.org/10.1038/ki.2011.474.

[34] Mathews CE, Langley SH, Leiter EH. New mouse model to study islet transplantation in insulin-dependent diabetes mellitus. Transplantation. 2002;73(8):1333–6.

[35] Wang J, Takeuchi T, Tanaka S, Kubo SK, Kayo T, Lu D, et al. A mutation in the insulin 2 gene induces diabetes with severe pancreatic beta-cell dysfunction in the Mody mouse. J Clin Invest. 1999;103(1):27–37. https://doi.org/10.1172/JCI4431.

[36] Yoshioka M, Kayo T, Ikeda T, Koizumi A. A novel locus, Mody4, distal to D7Mit189 on chromosome 7 determines early-onset NIDDM in nonobese C57BL/6 (Akita) mutant mice. Diabetes. 1997;46(5):887–94.

[37] Ron D. Proteotoxicity in the endoplasmic reticulum: lessons from the Akita diabetic mouse. J Clin Invest. 2002;109(4):443–5. https://doi.org/10.1172/JCI15020.

[38] Haseyama T, Fujita T, Hirasawa F, Tsukada M, Wakui H, Komatsuda A, et al. Complications of IgA nephropathy in a non-insulin-dependent diabetes model, the Akita mouse. Tohoku J Exp Med. 2002;198(4):233–44.

[39] Alpers CE, Hudkins KL. Mouse models of diabetic nephropathy. Curr Opin Nephrol Hypertens. 2011;20(3):278–84. https://doi.org/10.1097/MNH.0b013e3283451901.

[40] Gurley SB, Clare SE, Snow KP, Hu A, Meyer TW, Coffman TM. Impact of genetic background on nephropathy in diabetic mice. Am J Physiol Renal Physiol. 2006;290(1):F214–22. https://doi.org/10.1152/ajprenal.00204.2005.

[41] Kakoki M, Kizer CM, Yi X, Takahashi N, Kim HS, Bagnell CR, et al. Senescence-associated phenotypes in Akita diabetic mice are enhanced by absence of bradykinin B2 receptors. J Clin Invest. 2006;116(5):1302–9. https://doi.org/10.1172/JCI26958.

[42] Shi Y, Lo CS, Padda R, Abdo S, Chenier I, Filep JG, et al. Angiotensin-(1-7) prevents systemic hypertension, attenuates oxidative stress and tubulointerstitial fibrosis, and normalizes renal angiotensin-converting enzyme 2 and Mas receptor expression in diabetic mice. Clin Sci (Lond). 2015;128(10):649–63. https://doi.org/10.1042/CS20140329.

[43] Liu GC, Fang F, Zhou J, Koulajian K, Yang S, Lam L, et al. Deletion of p47phox attenuates the progression of diabetic nephropathy and reduces the severity of diabetes in the Akita mouse. Diabetologia. 2012;55(9):2522–32. https://doi.org/10.1007/s00125-012-2586-1.

[44] Fang F, Bae EH, Hu A, Liu GC, Zhou X, Williams V, et al. Deletion of the gene for adiponectin accelerates diabetic nephropathy in the Ins2 (+/C96Y) mouse. Diabetologia. 2015;58(7):1668–78. https://doi.org/10.1007/s00125-015-3605-9.

[45] Fujita H, Fujishima H, Morii T, Sakamoto T, Komatsu K, Hosoba M, et al. Modulation of renal superoxide dismutase by telmisartan therapy in C57BL/6-Ins2(Akita) diabetic mice. Hypertens Res. 2012;35(2):213–20. https://doi.org/10.1038/hr.2011.176.

[46] Proctor G, Jiang T, Iwahashi M, Wang Z, Li J, Levi M. Regulation of renal fatty acid and cholesterol metabolism, inflammation, and fibrosis in Akita and OVE26 mice with type 1 diabetes. Diabetes. 2006;55(9):2502–9. https://doi.org/10.2337/db05-0603.

[47] Lee EY, Chung CH, Choi SO. Immunoglobulin A nephropathy in patients with non-insulin dependent diabetes mellitus. J Korean Med Sci. 1999;14(5):582–5. https://doi.org/10.3346/jkms.1999.14.5.582.

[48] Zheng S, Noonan WT, Metreveli NS, Coventry S, Kralik PM, Carlson EC, et al. Development of late-stage diabetic nephropathy in OVE26 diabetic mice. Diabetes. 2004;53(12):3248–57.

[49] Carlson EC, Audette JL, Klevay LM, Nguyen H, Epstein PN. Ultrastructural and functional analyses of nephropathy in calmodulin-induced diabetic transgenic mice. Anat Rec. 1997;247(1):9–19.

[50] Carlson EC, Audette JL, Veitenheimer NJ, Risan JA, Laturnus DI, Epstein PN. Ultrastructural morphometry of capillary basement membrane thickness in normal and transgenic diabetic mice. Anat Rec A Discov Mol Cell Evol Biol. 2003;271(2):332–41. https://doi.org/10.1002/ar.a.10038.

[51] Teiken JM, Audettey JL, Laturnus DI, Zheng S, Epstein PN, Carlson EC. Podocyte loss in aging OVE26 diabetic mice. Anat Rec (Hoboken). 2008;291(1):114–21. https://doi.org/10.1002/ar.20625.

[52] Tsunekawa S, Miura Y, Yamamoto N, Itoh Y, Ariyoshi Y, Senda T, et al. Systemic administration of pituitary adenylate cyclase-activating polypeptide maintains beta-cell mass and retards onset of hyperglycaemia in beta-cell-specific calmodulin-overexpressing transgenic mice. Eur J Endocrinol. 2005;152(5):805–11. https://doi.org/10.1530/eje.1.01909.

[53] Tsunekawa S, Yamamoto N, Tsukamoto K, Itoh Y, Kaneko Y, Kimura T, et al. Protection of pancreatic beta-cells by exendin-4 may involve the reduction of endoplasmic reticulum stress; in vivo and in vitro studies. J Endocrinol. 2007;193(1):65–74. https://doi.org/10.1677/JOE-06-0148.

[54] Xu J, Huang Y, Li F, Zheng S, Epstein PN. FVB mouse genotype confers susceptibility to OVE26 diabetic albuminuria. Am J Physiol Renal Physiol. 2010;299(3):F487–94. https://doi.org/10.1152/ajprenal.00018.2010.

[55] Epstein PN, Overbeek PA, Means AR. Calmodulin-induced early-onset diabetes in transgenic mice. Cell. 1989;58(6):1067–73.

[56] Epstein PN, Ribar TJ, Decker GL, Yaney G, Means AR. Elevated beta-cell calmodulin produces a unique insulin secretory defect in transgenic mice. Endocrinology. 1992;130(3):1387–93. https://doi.org/10.1210/endo.130.3.1371447.

[57] Yu W, Niwa T, Miura Y, Horio F, Teradaira S, Ribar TJ, et al. Calmodulin overexpression causes Ca(2+)-dependent apoptosis of pancreatic beta cells, which can be prevented by inhibition of nitric oxide synthase. Lab Invest. 2002;82(9):1229–39.

[58] Yuzawa Y, Niki I, Kosugi T, Maruyama S, Yoshida F, Takeda M, et al. Overexpression of calmodulin in pancreatic beta cells induces diabetic nephropathy. J Am Soc Nephrol. 2008;19(9):1701–11. https://doi.org/10.1681/ASN.2006121358.

[59] Zheng S, Carlson EC, Yang L, Kralik PM, Huang Y, Epstein PN. Podocyte-specific overexpression of the antioxidant metallothionein reduces diabetic nephropathy. J Am Soc Nephrol. 2008;19(11):2077–85. https://doi.org/10.1681/ASN.2007080967.

[60] Breyer MD. Stacking the deck for drug discovery in diabetic nephropathy: in search of an animal model. J Am Soc Nephrol. 2008;19(9):1623–4. https://doi.org/10.1681/

ASN.2008070705.

[61] Hudkins KL, Pichaiwong W, Wietecha T, Kowalewska J, Banas MC, Spencer MW, et al. BTBR Ob/Ob mutant mice model progressive diabetic nephropathy. J Am Soc Nephrol. 2010;21(9):1533–42. https://doi.org/10.1681/ASN.2009121290.

[62] Clee SM, Attie AD. The genetic landscape of type 2 diabetes in mice. Endocr Rev. 2007;28(1):48–83. https://doi.org/10.1210/er.2006-0035.

[63] Clee SM, Nadler ST, Attie AD. Genetic and genomic studies of the BTBR ob/ob mouse model of type 2 diabetes. Am J Ther. 2005;12(6):491–8.

[64] Betz B, Conway BR. Recent advances in animal models of diabetic nephropathy. Nephron Exp Nephrol. 2014;126(4):191–5. https://doi.org/10.1159/000363300.

[65] Pichaiwong W, Hudkins KL, Wietecha T, Nguyen TQ, Tachaudomdach C, Li W, et al. Reversibility of structural and functional damage in a model of advanced diabetic nephropathy. J Am Soc Nephrol. 2013;24(7):1088–102. https://doi.org/10.1681/ASN.2012050445.

[66] Tesch GH, Lim AK. Recent insights into diabetic renal injury from the db/db mouse model of type 2 diabetic nephropathy. Am J Physiol Renal Physiol. 2011;300(2):F301–10. https://doi.org/10.1152/ajprenal.00607.2010.

[67] Chen H, Charlat O, Tartaglia LA, Woolf EA, Weng X, Ellis SJ, et al. Evidence that the diabetes gene encodes the leptin receptor: identifcation of a mutation in the leptin receptor gene in db/db mice. Cell. 1996;84(3):491–5.

[68] Lee GH, Proenca R, Montez JM, Carroll KM, Darvishzadeh JG, Lee JI, et al. Abnormal splicing of the leptin receptor in diabetic mice. Nature. 1996;379(6566):632–5. https://doi.org/10.1038/379632a0.

[69] Hummel KP, Dickie MM, Coleman DL. Diabetes, a new mutation in the mouse. Science. 1966;153(3740):1127–8.

[70] Hummel KP, Coleman DL, Lane PW. The infuence of genetic background on expression of mutations at the diabetes locus in the mouse. I. C57BL-KsJ and C57BL-6J strains. Biochem Genet. 1972;7(1):1–13.

[71] Lee SM, Bressler R. Prevention of diabetic nephropathy by diet control in the db/db mouse. Diabetes. 1981;30(2):106–11.

[72] Hong SW, Isono M, Chen S, Iglesias-De La Cruz MC, Han DC, Ziyadeh FN. Increased glomerular and tubular expression of transforming growth factor-beta1, its type II receptor, and activation of the Smad signaling pathway in the db/db mouse. Am J Pathol. 2001;158(5):1653–63.

[73] Like AA, Lavine RL, Poffenbarger PL, Chick WL. Studies in the diabetic mutant mouse. VI. Evolution of glomerular lesions and associated proteinuria. Am J Pathol. 1972;66(2):193–224.

[74] Lubec B, Rokitansky A, Hayde M, Aufricht C, Wagner U, Mallinger WR, et al. Thiaproline reduces glomerular basement membrane thickness and collagen accumulation in the db/db mouse. Nephron. 1994;66(3):333–6. https://doi.org/10.1159/000187832.

[75] Koya D, Haneda M, Nakagawa H, Isshiki K, Sato H, Maeda S, et al. Amelioration of accelerated diabetic mesangial expansion by treatment with a PKC beta inhibitor in diabetic db/db mice, a rodent model for type 2 diabetes. FASEB J. 2000;14(3):439–47.

[76] Kitada M, Kume S, Imaizumi N, Koya D. Resveratrol improves oxidative stress and protects against diabetic nephropathy through normalization of Mn-SOD dysfunction in AMPK/SIRT1-independent pathway. Diabetes. 2011;60(2):634–43. https://doi.org/10.2337/ db10-0386.

[77] Sharma K, McCue P, Dunn SR. Diabetic kidney disease in the db/db mouse. Am J Physiol Renal Physiol. 2003;284(6):F1138–44. https://doi.org/10.1152/ajprenal.00315.2002.

[78] Mauer SM, Steffes MW, Brown DM. The kidney in diabetes. Am J Med. 1981;70(3):603–12.

[79] Mauer SM, Steffes MW, Ellis EN, Sutherland DE, Brown DM, Goetz FC. Structuralfunctional relationships in diabetic nephropathy. J Clin Invest. 1984;74(4):1143–55. https:// doi.org/10.1172/JCI111523.

[80] Osterby R. A quantitative electron microscopic study of mesangial regions in glomeruli from patients with short term juvenile diabetes mellitus. Lab Invest. 1973;29(1):99–110.

[81] Steffes MW, Osterby R, Chavers B, Mauer SM. Mesangial expansion as a central mechanism for loss of kidney function in diabetic patients. Diabetes. 1989;38(9):1077–81.

[82] Cohen MP, Sharma K, Jin Y, Hud E, Wu VY, Tomaszewski J, et al. Prevention of diabetic nephropathy in db/db mice with glycated albumin antagonists. A novel treatment strategy. J Clin Invest. 1995;95(5):2338–45. https://doi.org/10.1172/JCI117926.

[83] Ha TS, Barnes JL, Stewart JL, Ko CW, Miner JH, Abrahamson DR, et al. Regulation of renal laminin in mice with type II diabetes. J Am Soc Nephrol. 1999;10(9):1931–9.

[84] Riser BL, Denichilo M, Cortes P, Baker C, Grondin JM, Yee J, et al. Regulation of connective tissue growth factor activity in cultured rat mesangial cells and its expression in experimental diabetic glomerulosclerosis. J Am Soc Nephrol. 2000;11(1):25–38.

[85] Ziyadeh FN, Hoffman BB, Han DC, Iglesias-De La Cruz MC, Hong SW, Isono M, et al. Long-term prevention of renal insuffciency, excess matrix gene expression, and glomerular mesangial matrix expansion by treatment with monoclonal antitransforming growth factorbeta antibody in db/db diabetic mice. Proc Natl Acad Sci USA. 2000;97(14):8015–20. https:// doi.org/10.1073/pnas.120055097.

[86] Mohan S, Reddick RL, Musi N, Horn DA, Yan B, Prihoda TJ, et al. Diabetic eNOS knockout mice develop distinct macro- and microvascular complications. Lab Invest. 2008;88(5):515–28. https://doi.org/10.1038/labinvest.2008.23.

[87] Zhao HJ, Wang S, Cheng H, Zhang MZ, Takahashi T, Fogo AB, et al. Endothelial nitric oxide synthase defciency produces accelerated nephropathy in diabetic mice. J Am Soc Nephrol. 2006;17(10):2664–9. https://doi.org/10.1681/ASN.2006070798.

[88] Watanabe Y, Hotta N. [Tubulointerstitial injury in diabetes mellitus (including ArmanniEbstein lesion)]. Ryoikibetsu Shokogun Shirizu.1997;(17 Pt 2):225–8.

[89] Tomino Y. Lessons from the KK-Ay mouse, a spontaneous animal model for the treatment of human type 2 diabetic nephropathy. Nephrourol Mon. 2012;4(3):524–9. https://doi.org/10.5812/numonthly.1954.

[90] Omote K, Gohda T, Murakoshi M, Sasaki Y, Kazuno S, Fujimura T, et al. Role of the TNF pathway in the progression of diabetic nephropathy in KK-A(y) mice. Am J Physiol Renal Physiol. 2014;306(11):F1335–47. https://doi.org/10.1152/ajprenal.00509.2013.

[91] Ito T, Tanimoto M, Yamada K, Kaneko S, Matsumoto M,

Obayashi K, et al. Glomerular changes in the KK-Ay/ Ta mouse: a possible model for human type 2 diabetic nephropathy. Nephrology (Carlton). 2006;11(1):29–35. https://doi.org/10.1111/j.1440-1797.2006.00543.x.

[92] Matsumoto M, Tanimoto M, Gohda T, Aoki T, Murakoshi M, Yamada K, et al. Effect of pitavastatin on type 2 diabetes mellitus nephropathy in KK-Ay/Ta mice. Metab Clin Exp. 2008;57(5):691–7. https://doi.org/10.1016/ j.metabol.2008.01.007.

[93] Heinonen SE, Genove G, Bengtsson E, Hubschle T, Akesson L, Hiss K, et al. Animal models of diabetic macrovascular complications: key players in the development of new therapeutic approaches. J Diabetes Res. 2015;2015:404085. https://doi.org/10.1155/2015/404085.

[94] Shiota M, Printz RL. Diabetes in Zucker diabetic fatty rat. Methods Mol Biol. 2012;933:103–23. https://doi. org/10.1007/978-1-62703-068-7_8.

[95] Phillips MS, Liu Q, Hammond HA, Dugan V, Hey PJ, Caskey CJ, et al. Leptin receptor missense mutation in the fatty Zucker rat. Nat Genet. 1996;13(1):18–9. https://doi. org/10.1038/ ng0596-18.

[96] Katsuda Y, Ohta T, Miyajima K, Kemmochi Y, Sasase T, Tong B, et al. Diabetic complications in obese type 2 diabetic rat models. Exp Anim. 2014;63(2):121–32.

[97] Vora JP, Zimsen SM, Houghton DC, Anderson S. Evolution of metabolic and renal changes in the ZDF/Drt-fa rat model of type II diabetes. J Am Soc Nephrol. 1996;7(1):113–7.

[98] Takiyama Y, Harumi T, Watanabe J, Fujita Y, Honjo J, Shimizu N, et al. Tubular injury in a rat model of type 2 diabetes is prevented by metformin: a possible role of HIF-1alpha expression and oxygen metabolism. Diabetes. 2011;60(3):981–92. https://doi.org/10.2337/db10-0655.

[99] Kawano K, Hirashima T, Mori S, Saitoh Y, Kurosumi M, Natori T. Spontaneous longterm hyperglycemic rat with diabetic complications. Otsuka Long-Evans Tokushima Fatty (OLETF) strain. Diabetes. 1992;41(11):1422–8.

[100] Nagai N, Ito Y. Therapeutic effects of sericin on diabetic keratopathy in Otsuka Long-Evans Tokushima Fatty rats. World J Diabetes. 2013;4(6):282–9. https://doi. org/10.4239/wjd. v4.i6.282.

[101] Nagai N, Murao T, Ito Y, Okamoto N, Sasaki M. Enhancing effects of sericin on corneal wound healing in Otsuka Long-Evans Tokushima fatty rats as a model of human type 2 diabetes. Biol Pharm Bull. 2009;32(9):1594–9.

[102] Lee EY, Kim GT, Hyun M, Kim S, Seok S, Choi R, et al. Peroxisome proliferator-activated receptor-delta activation ameliorates albuminuria by preventing nephrin loss and restoring podocyte integrity in type 2 diabetes. Nephrol Dial Transplant. 2012;27(11):4069–79. https:// doi. org/10.1093/ndt/gfs358.

[103] Goto Y, Kakizaki M, Masaki N. Production of spontaneous diabetic rats by repetition of selective breeding. Tohoku J Exp Med. 1976;119(1):85–90.

[104] Ostenson CG, Khan A, Abdel-Halim SM, Guenif A, Suzuki K, Goto Y, et al. Abnormal insulin secretion and glucose metabolism in pancreatic islets from the spontaneously diabetic GK rat. Diabetologia. 1993;36(1):3–8.

[105] Yagihashi S, Goto Y, Kakizaki M, Kaseda N. Thickening of glomerular basement membrane in spontaneously diabetic rats. Diabetologia. 1978;15(4):309–12.

[106] Feng B, Yan XF, Xue JL, Xu L, Wang H. The protective effects of alpha-lipoic acid on kidneys in type 2 diabetic Goto-Kakisaki rats via reducing oxidative stress. Int J Mol Sci. 2013;14(4):6746–56. https://doi.org/10.3390/ijms14046746.

[107] Chen S, Yang T, Liu F, Li H, Guo Y, Yang H, et al. Infammatory factor-specifc sumoylation regulates NF-kappaB signalling in glomerular cells from diabetic rats. Infamm Res. 2014;63(1):23–31. https://doi.org/10.1007/ s00011-013-0675-3.

[108] Wang Y, Nie M, Lu Y, Wang R, Li J, Yang B, et al. Fucoidan exerts protective effects against diabetic nephropathy related to spontaneous diabetes through the NF-kappaB signaling pathway in vivo and in vitro. Int J Mol Med. 2015;35(4):1067–73. https://doi.org/10.3892/ ijmm.2015.2095.

[109] Kojima N, Slaughter TN, Paige A, Kato S, Roman RJ, Williams JM. Comparison of the development diabetic induced renal disease in strains of Goto-Kakizaki rats. J Diabetes Metab. 2013;Suppl 9(5):S9-005. https://doi. org/10.4172/2155-6156.S9-005.

[110] Akimoto T, Nakama K, Katsuta Y, Zhang XJ, Ohsuga M, Ishizaki M, et al. Characterization of a novel congenic strain of diabetic fatty (WBN/Kob-Lepr(fa)) rat. Biochem Biophys Res Commun. 2008;366(2):556–62. https://doi. org/10.1016/j.bbrc.2007.12.003.

[111] Ohashi K, Kim JH, Hara H, Aso R, Akimoto T, Nakama K. WBN/Kob rats. A new spontaneously occurring model of chronic pancreatitis. Int J Pancreatol. 1990;6(4):231–47.

[112] Takagi Y, Kadowaki H, Kobayashi I, Ito K, Ito K, Shirai M, et al. Effects of high-sodium intake on systemic blood pressure and vascular responses in spontaneously diabetic WBN/Kob-Lepr(fa/fa) rats. Clin Exp Pharmacol Physiol. 2017;44(2):305–12. https://doi. org/10.1111/1440-1681.12700.

相 关 图 书 推 荐

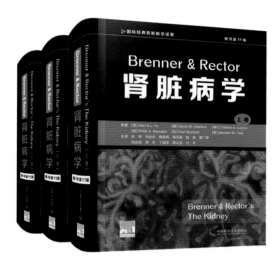

原著 [美] Alan S. L. Yu 等

主译 孙　林　刘友华　杨俊伟　杨天新　陈　旻　蔡广研

　　　　刘必成　郑　丰　丁国华　陶立坚　付　平

定价 1580.00元

全新第 11 版，分上、中、下三卷，共 85 章，内容丰富，涵盖了正常肾脏结构和功能、体液容量和成分失衡、肾脏疾病流行病学和危险因素、肾脏病患者的评估、肾脏结构和功能障碍、肾脏病遗传学、高血压和肾脏、慢性肾脏病及其预后、慢性肾脏疾病管理、血液净化治疗、肾移植、儿童肾病、肾脏疾病的全球现状、肾脏病学面临的挑战等内容。与前一版相比，新版增加了心肾综合征、终末期肾脏疾病的营养支持治疗等相关内容，部分章节中修订和调整了与临床相关的要点、思考题、典型病例等内容。本书既充分体现了肾脏研究前沿内容，又反映了当今世界肾脏病学科的最新知识和最新成果。

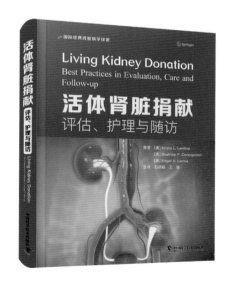

原著 [美] Krista L. Lentine 等

主译 石炳毅　王　强

定价 198.00元

本书引进自 Springer 出版社，是一部全面介绍活体捐献肾移植相关技术与进展的实用著作。著者在总结国际新近临床研究成果的基础上，详细阐述了美国在供体评估与选取、手术与随访等方面的先进经验。全书共 16 章，紧扣供体评估、选取、供肾切除和术后随访等活体肾脏捐献的全过程，围绕着风险调整的理念展开论述，不仅阐述了供者捐献后不良结局的风险因素，还介绍了风险预测方法和工具。本书内容实用，结构清晰，图文并茂，可作为从事肾移植相关工作的医务工作者及相关研究人员的实用指南。